W0247153

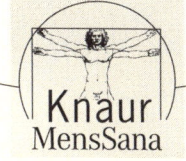

Knaur
MensSana

Über die Autoren:

Gary Liscum arbeitet seit 25 Jahren als TCM-Arzt.
Xiao-fan Zong, seine Ehefrau, ist Übersetzerin.
Die Autoren leben in den USA.

Xiao-fan Zong und
Gary Liscum

Handdiagnose nach der
Chinesischen Medizin

Aus dem Amerikanischen von Martin Rometsch

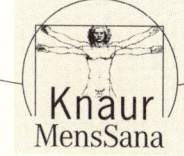

Knaur
MensSana

Die amerikanische Originalausgabe erschien
1995 unter dem Titel »Chinese Medical Palmistry«
bei Blue Poppy Press, Boulder

Besuchen Sie uns im Internet:
www.droemer-weltbild.de

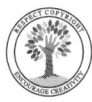

Vollständige Taschenbuchausgabe 2001
Droemersche Verlagsanstalt Th. Knaur Nachf., München
Copyright © 1998 der deutschsprachigen Ausgabe
Joy Verlag, Sulzberg
Umschlaggestaltung: ZERO Werbeagentur, München
Umschlagabbildung: Photonica, Hamburg
Druck und Bindung: Nørhaven A/S
Printed in Denmark
ISBN 3-426-87059-2

2   4   5   3   1

Dieses Buch ist meinen Eltern
Chen Yu-fen und Zong Tian-xiang gewidmet,
deren unermüdlichem Einsatz
ich meine gute Ausbildung verdanke.

Z. X. F.

INHALT

TEIL 2
DIE CHINESISCHE FINGERNAGELDIAGNOSTIK

VORWORT

Dieses Buch ist das erste auf dem deutschen Markt, das sich speziell mit der Chinesischen Hand- und Fingernageldiagnostik befaßt. Es wendet sich an alle, die an Chirologie im allgemeinen und an der Chinesischen Handdiagnostik im besonderen interessiert sind, vor allem an Praktiker der Traditionellen Chinesischen Medizin.

Vor einigen Jahren unterhielt ich mich mit einem Kollegen über die scheinbar wundersamen Diagnosen eines berühmten chinesischen Arztes, der in den USA praktizierte. Ich rühmte die Pulsdiagnosen dieses alten Herrn und die Ratschläge, die er seinen Patienten gab, nachdem er ihnen mehrere Minuten lang den Puls gefühlt hatte. Mein Freund, der in der Klinik dieses *lao yi sheng* studiert hatte, erzählte mir, dieser Arzt sei auch ein Meister der Chinesischen Handdiagnostik und Physiognomie. Während er einem Patienten den Puls fühlte, las er in seiner Hand. Da ich vor vielen Jahren die westliche Chirologie studiert hatte und immer noch gelegentlich Freunde und Bekannte damit amüsierte, war meine Neugier geweckt, und fortan suchte ich nach Büchern zu diesem Thema.

Vor ein paar Jahren schickte mir einer meiner Lehrer in Shanghai, der von meinem Interesse an der Chinesischen Handlesekunst wußte, mehrere Bücher, die vor kurzem in China veröffentlicht worden waren. Da ich sehr beschäftigt war, ließ ich sie jedoch liegen, bis Zong Xiao-fan und ihr Mann Gary Liscum mich fragten, ob ich für sie etwas zu übersetzen hätte. Zong Xiao-fan ist eine ausgebildete Übersetzerin. Gary Liscum praktiziert Akupunktur und Chinesische Medizin. Er hat in China studiert und besitzt mehr als zwölf Jahre klinische Erfahrung.

Also gab ich Xiao-fan und Gary meine Bücher über Chinesische Handdiagnostik. Ich bat sie, aus jedem Buch das Beste herauszuholen und daraus ein ganz neues Buch für westliche Leser und vor allem für westliche Praktiker der Traditionellen Chinesischen Medizin zusammenzustellen. Ich war davon überzeugt, daß dank Xiao-fans Erfahrung als Übersetzerin und Garys klinischer Erfahrung in China und in den USA ein hervorragendes neues Buch zustande kommen würde.

Dieses Buch ist das Ergebnis ihrer Zusammenarbeit, und ich stelle es dem westlichen Leser mit großer Freude vor. Möge es Heilkundigen aller Art helfen, Krankheiten zu diagnostizieren und ihre Patienten über ihre Schwächen aufzuklären.

Bob Flaws, 6. Januar 1995

EINFÜHRUNG

Dieses Buch ist eine Einführung in die praktische Anwendung der Chinesischen Medizinischen Handdiagnostik. Die Untersuchung mit dem bloßen Auge ist eine der vier grundlegenden Diagnosemethoden der Traditionellen Chinesischen Medizin (TCM). In dem Buch *Su Wen* („Einfache Fragen"), einem der ältesten und angesehensten Klassiker der Chinesischen Medizin, heißt es: „Wenn im Körper etwas geschieht, spiegelt es sich außen wider." Zwar beschränken chinesische Ärzte sich meist darauf, das Gesicht, die erkrankten Körperpartien und vor allem die Zunge zu untersuchen; aber seit einigen Jahren wächst in China das Interesse an der Untersuchung der Hände, Handflächen und Fingernägel.

Typisch für die TCM ist der Glaube, daß der Teil das Ganze enthält. Obwohl die Chinesische Medizin sehr alt ist, gilt diese Auffassung im Westen als sehr modern und wird „ganzheitlich" oder „holistisch" genannt. In der Holographie sendet man einen Laserstrahl durch einen Teil eines Hologramms und erhält so eine Kopie des ganzen Bildes.

Chinesische Ärzte glauben seit Jahrtausenden, daß auf verschiedenen Teilen des Körpers „Landkarten" des gesamten Körpers zu finden sind. Diese Landkarten benutzen sie, um die entsprechenden Körperteile zu diagnostizieren und in manchen Fällen (etwa in der Ohr- und Handakupunktur) sogar zu behandeln. Man nennt diese Karten „Homunculi" („kleine Männer"). Chinesische Ärzte glauben an Homunculi an den Ohren, im Gesicht, an den Augen, an der Nase, an den Händen und an den Füßen. Moderne chinesische Mediziner haben solche Homunculi sogar am Mittelhandknochen gefunden, der mit dem Zeigefinger verbunden ist, aber auch am Oberschenkelknochen. Damit diagnostizieren und behandeln sie den ganzen Körper. Wir können diese Lehre als „Bioholographie" bezeichnen. Der Gedanke, daß man mit Hilfe der Hand diagnostizieren kann, ist also in der TCM nicht weit hergeholt. *Shou zhen* („Handdiagnose") ist schließlich eine der uralten, anerkannten Diagnosemethoden in der TCM und wird auch in modernen diagnostischen Handbüchern wie *Zhong Guo Yi Xue*

Zhen Fa Da Qan („Große Sammlung chinesicher medizinischer Diagnosemethoden"), erschienen 1991, behandelt.

KURZE GESCHICHTE DER CHINESISCHEN MEDIZINISCHEN HANDDIAGNOSTIK

Die traditionelle Chinesische Handdiagnostik ist tief in der *Yin-Yang*-Lehre, in der Fünf-Aspekte-Lehre und in den acht Trigrammen des *Yi Jing* („Buch der Wandlungen", meist *I Ging* genannt) verwurzelt. Das alles sind verschiedene, aber miteinander verwandte Systeme, mit denen wir alle natürlichen Phänomene in Kategorien einteilen können, wobei jedes Gruppenmitglied mit den anderen gewisse Merkmale gemeinsam hat. Joseph Needham, der große Sinologe dieses Jahrhunderts, nennt dies „korrelatives Denken".

Da auch die TCM in diesen Lehren wurzelt, war es ganz natürlich, daß die alten Chinesen Zusammenhänge zwischen Zeichen und Linien in der Handfläche und Krankheiten sahen. Guo Lin-zong, der in der späten Han-Dynastie (206 v. Chr.–220 n. Chr.) lebte, schrieb in einer der ersten Abhandlungen über Handdiagnostik: „Das Universum ist Mensch und der Mensch ist das Universum." Handlesekunst und Medizin sind in China also seit uralter Zeit miteinander verbunden.

Man sagt, Linien auf der Hand des Kaisers Shun (2317–2208 v. Chr.) hätten dessen „rühmenswerten" Charakter widergespiegelt. Soweit wir aus Dokumenten wissen, liegen die Ursprünge der Chinesischen Handdiagnostik jedoch in der Zhou-Dynastie (1122–770 v. Chr.). Damals war sie weit verbreitet und beliebt. Die älteste wichtige Abhandlung über die Handlesekunst finden wir in den *Gu Ge Pian* („Schriften über das Skelett"), auch als *Gu Xiang* („Abhandlungen über Knochen"), von Wang Chong, einem Gelehrten, der gegen Ende der Han-Dynastie (206 v. Chr.–220 n. Chr.) lebte. Wang schreibt:

„Man glaubt allgemein, daß es schwierig ist, das Schicksal vorherzusagen. Weit gefehlt! Es ist leicht erkennbar. Aber wie? Mit Hilfe des Körpers und seiner Knochen. Deren Untersuchung enthüllt uns das Schicksal, so wie man von den Größenmaßen auf die Fähigkeiten schließen kann. Was ich untersuche, sind die Form und die Anordnung der Knochen."

Zur selben Zeit war das *Huang Di Nei Jing* („Innerer Klassiker des Gelben Kaisers") ein medizinisches Standardwerk, und Zhang Zhong-jing schrieb sein *Shang Han Lun/Jin Gui Yao Lue* („Abhandlung über Schäden durch kalte/essentielle Arzneien aus der goldenen Kammer"), das erste systematische Werk über Polypragmasie (Verabreichung von vielerlei Arzneikräutern). Das *Nei Jing* enthält zahlreiche Hinweise auf Krankheiten, die auf der Hand erkennbar sind.

Die meisten alten Bücher über Handdiagnostik handeln nicht nur von dieser Methode. Ausführungen über die Handlesekunst finden sich vielmehr meist als Kapitel in Büchern über Diagnose im allgemeinen. Diese Bücher enthalten Abschnitte über *ren xiang* (Physiognomie) sowie über das Lesen der Füße, des Halses, der Brust, des Bauches, des Nabels, des Rückens, des Gewichts, der Haltung und des Körpertyps. Die diagnostisch bedeutsamen Zeichen heißen *xiang*. Dieses Wort bedeutet „Erscheinung" oder, mit anderer Betonung gesprochen, „gegenseitig" – zwei Dinge schwingen gleich, weil sie die gleichen *li* („Prinzipien") teilen, die ihr *Qi* leiten und formen. In den alten Werken wird die Handdiagnostik meist *shou xiang* („Handzeichen") genannt.

Weitere alte Bücher über Physiognomie und Handlesen sind das *Yue Bo Dong Zhong Ji* („Wellen und Narben des Mondes") von Zhang Zhong-yuan, geschrieben in der Zeit der Drei Könige (220–265 n. Chr.), die *Xiang Jing Shi Si Juan* („Vierzehn Bände über Arten von Zeichen") von Lai He, verfaßt in der Sui-Dynastie (581–618 n. Chr.), das *Xiang Fa Ru Men* („Die Methode der Zeichen durcharbeiten") von Lu Tong-pin in der Tang-Dynastie (618–907) n. Chr.), die *Shen Xiang Chuan Pian* („Vollständige Schriften über göttliche Zeichen") von Chen Xi – auch als Chen Tun bekannt – in der Song-Dynastie (960–1280 n. Chr.), das *Tai Qing Shen Jian* („Der göttliche Spiegel des Tai Qing") von Wang Bo, ebenfalls in der Song-Dynastie, und das *Ma Yi Xiang Fa* („Methode der Zeichen von Ma Yi"), das ebenfalls Chen Bo zugeschrieben wird.

In der Chinesischen Medizinliteratur behandeln die berühmten *Zhu Bing Yuan Hou Zong Lun* („Allgemeine Abhandlungen über Ursprünge und Symptome verschiedener Krankheiten") von Chao Yuan-fang aus der Sui-Dynastie auch die Handdiagnose. In der Tang-Dynastie beschrieb Wang Chao in seinem Buch *Shui Jing Tu Jue* („Diagramme und Reime auf dem Wasserspiegel") eine Methode, den Zustand von Kindern durch die Beobachtung der Adern auf dem Handteller und am Zeigefinger zu diagnostizieren. Heute heißt dieses Verfahren *hu kou luo mai zhen fa* („Die Adern am Tigerberg untersuchen"). In der Song-Dynastie stellten die *He Luo Li Shu* („Prinzipien und Numerologie vom Gelben Fluß") Zusammenhänge zwischen den acht Trigrammen des *Yi Jing* und bestimmten Zeichen auf der Hand her.

In seiner *Chinese Hand Analysis* („Chinesische Handanalyse") schreibt Terence Dukes, die Chinesische Handdiagnostik sei stark von der Chirologie des Ayurveda beeinflußt und buddhistische Missionare hätten diese Kunst nach China gebracht. Am stärksten war dieser Einfluß in den Dynastien der Sui, Tang, Song und Yuan. In seiner Liste berühmter Namen der Chinesischen Physiognomie, Handdiagnostik und verwandter Künste nennt Duke beispielsweise die indischen buddhistischen Mönche Da Mo (Bodhidharma), Ati Gupta und Punya Dasa, die um 500–600 n. Chr. in Indien lehrten. Die Handdiagnostik, die sie nach China brachten, ähnelte sehr jener Handlesekunst, die aus dem Nahen Osten nach Europa gelangte. In China bewahrten und verbreiteten die Mönche der *Chen-Yan*-Sekte des tantrischen Buddhismus dieses System. Es orientierte sich an den buddhistischen Fünf Aspekten und ist daher als *wu xing pai* („Fünf-Aspekte-Lehre") bekannt. Heute noch findet man in chinesischen Klöstern berühmte Mönche, die diese Kunst praktizieren. Sie wurde auch nach Taiwan, zu den Ryukyu-Inseln und nach Japan gebracht, wo *Shingon*, eine tantrische Sekte, sie bis heute anwendet.

Anhänger dieses Systems glaubten und glauben immer noch, daß die Zeichen auf der Hand die *san hou* („drei Perioden") enthüllen. Mit anderen Worten: Man kann darin die Vergangenheit (*xian zhen*), die Gegenwart (*zai zhen*) und die Zukunft (*lai zhen*) eines Menschen sehen. Außerdem symbolisieren die Zeichen auf der Hand die vier wichtigen Bedeutungen *(si tong)*: den Geist (*xin*), den Körper (*shen*), die Gefühle und Gedanken (*yi*) und das *Qi*, das alle vereint. Wir wissen also, daß Praktiker dieses Fünf-Aspekte-Systems die körperlichen Anlagen und Leiden ihrer Patienten aus der Hand lasen.

In den folgenden Dynastien wurden viele weitere Bücher über Handdiagnostik geschrieben. In der Qing-Dynastie (1644–1911) veröffentlichte zum Beispiel Chen Dan-ye sein bekanntes Buch über Handlesen, das *Xiang Li Heng Zhen* („Gemeinsame Zeichen und ihre Prinzipien zum Bestimmen der Wahrheit"), und Gao Wie-qing stellte 1843 sein *Shen Xiang Hui Pian* („Gesammelte Schriften über göttliche gemeinsame Zeichen") zusammen. Was die medizinische Literatur angeht, so enthielten *Si Zhen Jue Wei* ("Geheimnisse des Erfolgs in den vier Prüfungen mit allen Einzelheiten"), veröffentlicht 1723, und *Xing Se Wai Zhen Jian Mo* ("Leichtes Studium der Farben und Formen für die Prüfung"), veröffentlicht 1894, eine Fülle von Informationen über die Handdiagnose.

Seit dem 17. Jahrhundert begannen sich auch die modernen chinesischen Wissenschaftler für die Handdiagnostik zu interessieren. Die Anatomen waren die ersten, und ihnen folgten Anthropologen, Biologen und Genetiker. Sie studierten und analysierten die Linien des Handtellers und haben wichtige Erkenntnisse zur Handdiagnostik beigetragen. Vor allem in den letzten 20 bis 30 Jahren hat das Interesse vieler Mediziner an der Handdiagnostik zugenommen.

Die Erforschung der Handdiagnostik durch die moderne Medizin und Genetik hat das Wissen um die Beziehung zwischen Handlinien und Krankheiten vertieft. Außerdem hat der Einsatz der modernen Technik neue Entwicklungen in der Handdiagnostik gefördert. Heute sind chinesische Biologen, Psychologen, Soziologen und die bereits erwähnten Anthropologen, Genetiker und Mediziner dabei, diese uralte Weisheit über die Gesundheit und Krankheit des Menschen zu untermauern.

Dieses Buch verbindet die alten chinesischen Lehren mit Erkenntnissen der modernen Medizin. Einige Angaben basieren auf der Yin-Yang-Lehre, den Fünf Aspekten oder den acht Trigrammen, andere auf medizinischen Beobachtungen. Dadurch wird die Chinesische Medizinische Handdiagnostik von heute zu einer einzigartigen Mischung aus altem und neuem Wissen.

WIE MAN DIESES BUCH BENUTZT

Der medizinische Laie kann die Hinweise, die dieses Buch gibt, dazu benutzen, um die Stärken und Schwächen seiner Organe, also seine Prädisposition, herauszufinden. Wenn Sie wissen, zu welchen Krankheiten Sie neigen, können Sie Ihre Lebens- und Ernährungsweise ändern oder sich vorbeugend behandeln lassen. Seit der Zeit der Kriegerstaaten und der Veröffentlichung des "Inneren Klassikers" galt die

Vorbeugung in der TCM als höchstes Ziel, und die Medizinische Handdiagnostik könnte durchaus einer der diagnostischen Ecksteine der künftigen Präventivmedizin sein.

Für Ärzte, Heilpraktiker, Akupunkteure und Praktiker der TCM ist dieses Buch ebenfalls ein nützliches diagnostisches Instrument. Die Hand kann man leicht, schnell, schmerzlos und ohne teures Gerät untersuchen. Vor allem Akupunkteure und Praktiker der TCM können die Chinesische Medizinische Handdiagnose ohne Mühe neben der Chinesischen Pulsdiagnose anwenden. Während Sie den Puls fühlen, liegt der Handteller vor Ihnen, und Sie können ihn betrachten, bevor oder nachdem Sie sich auf den Puls konzentrieren. Sie brauchen es dem Patienten nicht einmal zu erklären.

Wie jede Diagnose, die sich auf Beobachtung stützt, brauchen Sie einige Erfahrung, um die Chinesische Medizinische Handdiagnostik zu meistern. Erwarten Sie nicht, daß Sie nur dieses Buch lesen müssen, um alles über Ihre Gesundheit und die Gesundheit anderer Menschen zu wissen! Wenn Sie das Buch durchgelesen haben, sollten Sie so viele Hände wie möglich untersuchen und dabei das Buch neben sich legen. Nach einigen Wochen können Sie wahrscheinlich die Form der Hand und der Finger, die wichtigsten Linien, die Fingerabdrücke und die Nägel rasch einschätzen.

Aber die Chinesische Medizinische Handdiagnostik verlangt wie das Pulslesen und die Physiognomie sowohl Urteilsvermögen als auch Intuition. Zuerst müssen Sie die Elemente der Hand analysieren, zum Beispiel Linien und Formen. Dann müssen Sie diese Elemente als Ganzes beurteilen, bevor Sie Schlüsse ziehen – und auf jeden Fall bevor Sie aussprechen, daß irgendein Zeichen dies oder jenes bedeutet. Außerdem sollten Sie die Krankengeschichte und sonstige diagnostische Informationen berücksichtigen.

Mit anderen Worten: Sie dürfen sich nicht allein auf die Informationen in diesem Buch verlassen, wenn Sie über die Gesundheit eines Menschen urteilen. Die Chinesische Medizinische Handdiagnostik ist kein Ersatz für andere notwendige und angemessene ärztliche Untersuchungen oder Diagnosen. Als Teil einer allgemeinen Beurteilung der Gesundheit kann sie jedoch sehr nützliche Daten liefern. Das gilt vor allem im Bereich der Vorbeugung, wo die Einschätzung der konstitutionellen Schwächen und Stärken so wichtig ist.

Viele Hinweise in diesem Buch beziehen sich auf Krankheiten, wie die moderne Medizin sie definiert. Vor allem im Kapitel über die Fingernageldiagnose folgen wir aber auch der TCM. Wenn Sie damit noch nicht vertraut sind, empfehlen wir Ihnen das Buch *Web That Has no Weaver: Understanding Chinese Medicine* („Gewebe ohne Weber. Chinesische Medizin verstehen") von Ted Kaptchuk. Es ist die beste Einführung in die TCM, die in englischer Sprache erhältlich ist. Der Autor macht chinesische Vorstellungen (z. B. vom *Qi*-Stau in der Leber oder vom Yang-Mangel in der Milz) für westliche Leser verständlich.

MEHR ÜBER DIESES BUCH

Dieses Buch enthält zwei Teile. Im ersten Teil geht es um die Chinesische Handdiagnostik im allgemeinen. Er gibt einen gründlichen Überblick über die medizinische Bedeutung der Hand- und Fingerformen und -farben, der Berge und Linien sowie der Fingernägel. Damit wollen wir vor allem Hinweise auf die konstitutionelle Prädisposition geben. Der erste Teil stützt sich auf *Shou Wen Yu Jian Kang* („Handdiagnostik und Gesundheit") von Lin Lang-hui, *Bai Bing Zi Ce Mi Jue* („Geheime Tips zur Selbstdiagnose Hunderter von Krankheiten") von Liu Hong-sheng und Liu Hong-xi, *Zhong Guo Yi Xue Zhen Fa Da Qan* („Große Sammlung von chinesischen Methoden der medizinischen Diagnostik") von Ma Zhong-xue und *Chinese Hand Analysis* („Chinesische Handanalyse") von Terence Duke.

Der zweite Teil befaßt sich hauptsächlich mit der modernen Chinesischen Fingernageldiagnostik. Während die Handdiagnostik versucht, Schwächen und Prädispositionen zu erkennen, will die Fingernageldiagnostik vorhandene Krankheiten identifizieren. Als Quelle für diesen Teil diente *Zhi Jia Zhen Bing* („Fingernageldiagnose von Krankheiten") von Wang Wen-hua und Li Jie-jia. Für die Übersetzung von Fachausdrücken benutzten wir das *Glossary of Chinese Medical Terms and Acupuncture Points* („Glossar der Chinesischen Medizinischen Ausdrücke und Akupunkturpunkte") von Nigel Wiseman.

Teil 1

Chinesische Medizinische Handdiagnostik

Kapitel 1

Die Anatomie der Hand

Obwohl die Chinesische Handdiagnostik sich mit leicht erkennbaren Merkmalen der Hände und Handgelenke befaßt, sind anatomische Grundkenntnisse nützlich, denn sie erklären, wie diese Merkmale entstehen. Knochen und Muskeln geben der Hand ihre Form und ihr Aussehen; das weiche Gewebe unter der Haut bestimmt in hohem Maße die Farbe und die Linien der Hand. Die Tiefe, die Länge und die Farbe dieser Linien geben uns Hinweise auf Krankheiten.

Die Ausdrücke proximal und distal in bezug auf die Hände

Die Anatomie des Westens ist eine großartige Entdeckung. Sie hat die Medizin revolutioniert, selbst in Asien. Im Grunde handelt es sich um eine Sprache, die genau angibt, wo ein bestimmter Körperteil sich befindet. In den folgenden Kapiteln tauchen die Begriffe proximal und distal immer wieder auf. In der westlichen Anatomie beschreiben sie vor allem die relative Lage von Teilen der Arme und Beine. Proximal bedeutet „dem Rumpf näher", distal heißt „dem Rumpf ferner". Die Hand ist also distal zum Unterarm, die Handfläche proximal zu den Fingern. Das Häutchen des Nagels ist proximal zur distalen Kante des Fingernagels.

1. Knochen
Das Handgelenk besteht aus acht Handwurzelknochen, die in zwei Querreihen angeordnet sind. Die proximale Reihe besteht aus Kahnbein, Mondbein, Dreieckbein und Erbsenbein, die distale Reihe aus dem großen und kleinen Vieleckbein, dem Kopfbein und dem Hakenbein.

Die fünf Mittelhandknochen bilden das Skelett der Hand. Man numeriert sie von eins bis fünf, vom Daumen bis zum kleinen Finger. 14 Fingerglieder oder Phalangen bilden das Skelett der Finger; sie werden wie die entsprechenden Mittelhandknochen numeriert. Jeder Finger hat drei Glieder: Grund-, Mittel- und Endglied. Der Daumen besitzt nur ein Grund- und ein Endglied.

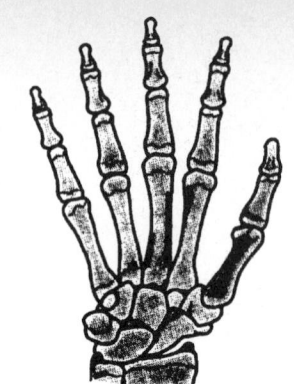

2. MUSKELN

Man teilt die Muskeln der Hand in drei Gruppen. Zur ersten gehören die Daumenmuskeln, die den Daumenballen bilden. Die zweite Gruppe sind die Muskeln des kleinen Fingers, die den Kleinfingerballen bilden. Zur dritten Gruppe gehören die Zwischenknochen- und die Regenwurmmuskeln.

a) Die Muskeln des Daumenballens sind der kurze Daumenabzieher, der kurze Daumenbeuger, der Daumengegensteller und der Daumenanzieher.

b) Die Muskeln des Kleinfingerballens sind der kurze Hohlhandmuskel, der Kleinfingerabzieher, der Kleinfingergegensteller und der kurze Kleinfingerbeuger.

c) Die Zwischenknochen- und die Regenwurmmuskeln beugen die Finger, ziehen sie weg und ziehen sie heran.

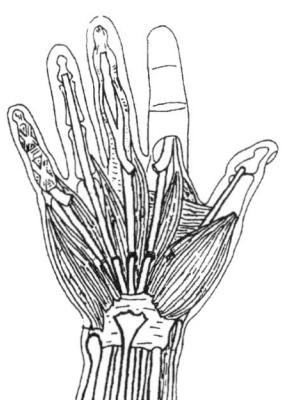

3. Bindegewebe

Weitere Bestandteile der Hand sind das Retinaculum (ein starkes Halteband), Sehnenscheiden, Bänder, Faszien und die Aponeurose (eine flache Sehnenplatte).

4. Arterien und Venen

Das oberflächliche Venensystem, das Blut aus der Hand zum Herzen leitet, besteht hauptsächlich aus den Unterarmvenen: Vena basilica, Vena cephalica und Vena mediana. Das Venengeflecht und die Fingervenen der Handfläche sorgen für den Abfluß aus der Hohlhand. Die Fingervenen der Handfläche sind durch die schrägen interkapitularen Venen mit dem Handrücken verbunden. Auf dem Handrücken befindet sich ein Netz von Venen, in das die Venae digitales dorsales und die Venae metacarpales dorsales münden.

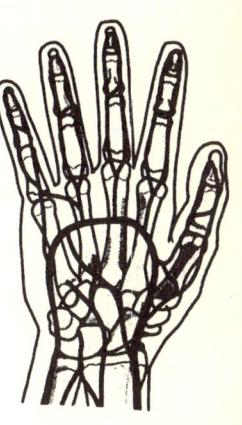

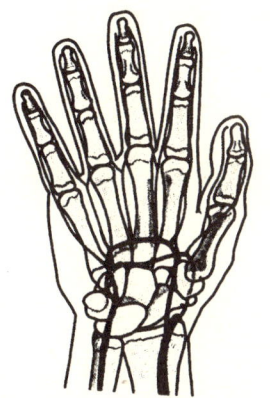

Die wichtigsten Arterien, die in die Hand führen, sind die Speichen- und die Ellenarterie. Diese teilen sich in den oberflächlichen und tiefen Hohlhandbogen. Die Arteriae metacarpales palmares und die Arteriae digitales palmares communes vervollständigen das kleinere arterielle System.

KAPITEL 2

DIE FORM DER HAND

Die Form der Hand, im Chinesischen *shou xing zhi*, ist unter den Merkmalen, die die Chinesische Handdiagnostik untersucht, das einfachste. Wenn wir sie betrachten, gewinnen wir zugleich einen allgemeinen Eindruck von der Größe, der Hautbeschaffenheit und der Farbe der Hand. Die Handflächen, Beugelinien, Finger und Fingernägel sind voneinander ziemlich unabhängige Aspekte und werden daher in eigenen Kapiteln behandelt. Wenn wir die einzelnen Aspekte analysiert haben, können wir daraus eine Synthese bilden.

Die Chinesische Medizinische Handdiagnostik teilt die Hand in sechs Hauptformen ein. Es gibt grobe, rechteckige, bambusförmige, kegelförmige, löffelförmige und zarte Hände.

1. DIE GROBE FORM

Dieser Handtyp sieht kurz und schief aus. Die Fingerknöchel sind dick und grob wie Baumwurzeln. Die dorsalen Fingerlinien sind tief und unregelmäßig, die dorsalen metakarpalen Venen treten hervor. Hautfarbe und -glanz sind recht ausgeprägt.

Dieser Handtyp deutet auf einen guten körperlichen Zustand oder auf leichte Störungen hin. Allerdings besteht eine Neigung zu Nervosität, Bluthochdruck und Krankheiten der Atemwege.

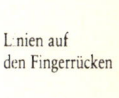

Linien auf den Fingerrücken

2. DIE RECHTECKIGE HAND

Diese Hand ist meist gerade und rechteckig. Ihre Sehnen und Knochen sind mit Ausnahme der Finger dick und stark. Auch das Gelenk ist rechteckig. Die Linien auf den Fingerrücken sind nicht sehr klar. Diese Form deutet auf gute Körperkraft und Vitalität hin.

Es ist eine kräftige und anmutige Handform. In der Fünf-Aspekte-Handdiagnostik ist dies eine „Erd-Hand". Da der Körper aus Materie oder Erde besteht, ist diese Hand ein Zeichen für eine gute körperliche Verfassung.

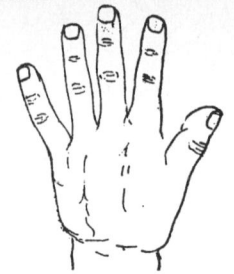

3. DIE BAMBUSFÖRMIGE HAND

Diese Hand erscheint recht lang, und die Gelenke sind hoch. Die Linien auf den Fingerrücken sind deutlich, die Hautfarbe ist kräftig. Die Sehnen auf den Fingerrücken, die Muskeln und Blutgefäße treten hervor.

Diese Hand verrät einen guten Intellekt. Übertriebene geistige Arbeit schwächt jedoch den Körper. Atemorgane, Niere, Blase und Geschlechtsorgane neigen zur Schwäche. In der Fünf-Aspekte-Handdiagnostik ist dies die „Feuer-Hand".

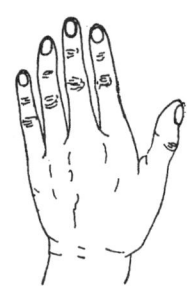

4. DIE KEGELFÖRMIGE HAND

Hier sind Hand und Finger dünn, lang, weich und schlank. Die Finger sind recht spitz. Die Hautfarbe ist meist blaß, und die Linien auf den Fingerrücken sind schwach. Die Handmuskeln sind weich und elastisch, die blauen Adern treten nicht hervor.

Diese Hand deutet auf eine schwache Milz- und Magenfunktion sowie auf Verdauungsstörungen hin. Im mittleren und höheren Alter besteht eine Neigung zu Arthritis oder, in der TCM, schmerzhaften *Bi*-Krankheiten.

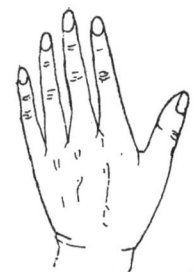

5. Die löffelförmige Hand

Diese Handform sehen wir gewöhnlich bei großen oder dicken Menschen. Sehnen und Knochen sind stark, die Finger dick und rechteckig. Ungewöhnlich sind die Fingerspitzen:

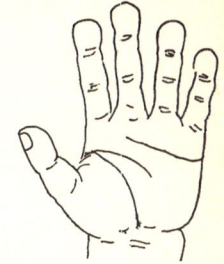

Sie verjüngen sich nicht, sondern sind dick und groß, ähnlich wie Suppenlöffel. Diese Handform zeigt eine mäßige Gesundheit und eine Neigung zu Temperamentsausbrüchen an. Bluthochdruck und Diabetes sind wahrscheinlich, besonders wenn auf dem Rücken der Mittelhand dicke blaue Adern sichtbar sind.

Die Hand mit „Trommelstockfingern" sieht ähnlich aus. Hier werden die Fingerspitzen allmählich dicker, wenn der Betreffende erkrankt.

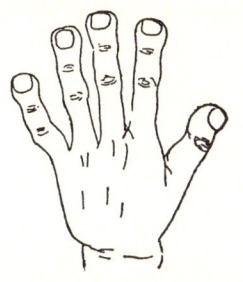

Die Fingerwurzeln sind recht klein. Die Handfläche ist dünner und schwächer. Wir sehen diese Form bei primären Herzkrankheiten, Durchblutungsstörungen als Folge von Herzbeschwerden und Tuberkulose im Spätstadium. Siehe dazu auch Kapitel 3, *Die Finger*.

6. Die zarte Hand

Hier sind Finger und Handfläche dünn und etwas krumm. Die Finger sind zart, schwach und spitz. Die Haut ist blaß, und blaue Adern sind gut erkennbar.

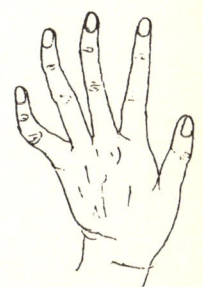

Diese Hand verrät schlechte Gesundheit und eine Neigung zu Nervenschwäche, Schüchternheit und Krankheiten der Atemwege. Das Urogenitalsystem arbeitet recht schwach.

Die Fünf-Aspekte-Handdiagnostik ordnet diese Hand dem Wasser zu.

Kapitel 3

Die Finger

An den Fingern enden die oberen Extremitäten. Qi und Blut fließen durch sie hindurch und dann zurück in den Körper. In der Chinesischen Medizinischen Handdiagnostik spiegelt jeder Finger den Zustand eines Lebensalters wider. Der Daumen verrät den Gesundheitszustand des Kindes, der Zeigefinger den des Jugendlichen, der Mittelfinger den des Erwachsenen, der Ringfinger den des reifen Menschen und der kleine Finger den des alten Menschen.

Wir untersuchen hier Form, Länge, Stärke, Farbe und Eigenart jedes Fingers.

Fingerformen

Die Chinesische Medizinische Handdiagnostik kennt fünf Fingerformen: rechteckig, löffelförmig, kegelförmig, dünn und lang, trommelstockförmig.

1. Rechteckige Finger

Diese Finger haben stumpfe Spitzen. Ihre Form deutet auf gute Gesundheit hin, mitunter auch auf eine Neigung zu Nervenschwäche sowie zu Nieren- und Gallensteinen.

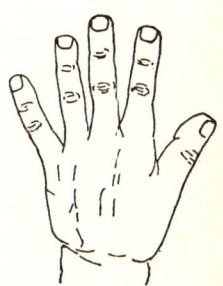

2. LÖFFELFÖRMIGE FINGER

Hier gleichen die Fingerspitzen einem
Suppenlöffel. Diese Form verrät Übersäuerung und eine Anfälligkeit für Herzleiden
und Krankheiten der Hirngefäße, manchmal
auch für Diabetes.

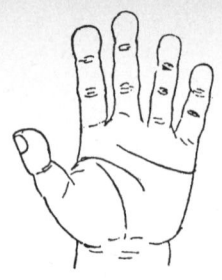

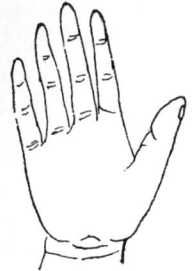

3. KEGELFÖRMIGE FINGER

Kegelförmige Finger sind rund, lang und
spitz. Insgesamt sehen sie aus wie lange
Kegel. Sie verraten eine Neigung zu Krankheiten unterhalb des Halses und oberhalb
des Zwerchfells, also im Brustkorb.

4. DÜNNE UND LANGE FINGER

Dünne, lange Finger finden wir bei Menschen, die für Magen- und Darmkrankhei-
ten sowie für Depressionen anfällig sind.

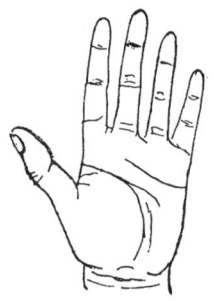

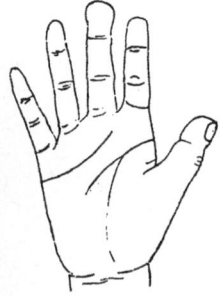

5. DIE MISCHFORM

Von einer Mischform sprechen wir, wenn
die Finger verschieden geformt sind. Menschen mit diesem Fingertyp sind besonders
widerstandsfähig gegen Krankheiten und
daher selten krank.

6. Trommelstockfinger

Diese Finger gleichen den löffelförmigen Fingern, aber ihre Wurzel ist recht klein, und die Spitzen sind dicker und größer. Wenn eine Krankheit sich verschlimmert, werden die Fingerspitzen nach und nach größer. Die Handfläche ist meist klein, dünn und schwach.

Solche Finger sind gewöhnlich ein Zeichen für chronische Krankheiten der Atemwege, z. B. fortgeschrittene Tuberkulose, Lungenkrebs, Lungenabszeß oder Durchblutungsstörungen als Folge von Herzkrankheiten. In der TCM weisen diese Finger auf schwaches oder blockiertes *Qi* in den Lungen hin. Es kann auch sein, daß das Herz-*Qi* sich nicht ausbreitet.

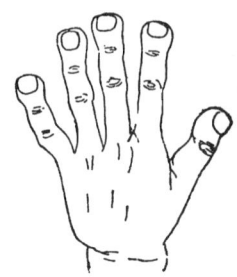

Gerade und krumme Finger

Um zu bestimmen, ob die Finger gekrümmt oder gerade sind, betrachten wie sie, wenn sie geschlossen sind. Sind die Lücken zwischen ihnen relativ groß, war die Gesundheit in einem bestimmten Alter recht schwach. Meist deutet dies auf Milz- und Magenschwäche hin. Bei manchen Hypertonikern sind die gestreckten Finger zum Daumen hin gekrümmt.

Die Länge der Finger

Die Finger sollten gerade und lang sein, der Daumen dick und kräftig. Der Mittelfinger sollte ein halbes Fingerglied länger als der Zeigefinger und der Ringfinger sein. Ring- und Zeigefinger sollten etwa gleich lang sein. Ist der Zeigefinger auffallend kurz oder lang, ist das meist ein Zeichen für schlechte Ernährung in der Jugend oder für häufige Krankheiten. Wenn der Ringfinger zu lang oder zu kurz erscheint, besteht der Verdacht auf geschädigte Eingeweide und Därme im Erwachsenenalter.

Bei Kleinkindern ist die Länge des Ring- und Zeigefingers dagegen wenig bedeutsam, weil sie unvollständig entwickelt sind. Ist der Mittelfinger auffällig lang oder kurz, spiegelt er in der Regel einen abnormen oder krankhaften Zustand im Erwachsenenalter wider. Ein besonders langer oder kurzer kleiner Finger verrät eine Neigung zu Herz-, Milz- und Nierenkrankheiten im Alter. Dazu gehören auch Krankheiten der Hirngefäße und Verdauungsstörungen.

DIE STÄRKE DER FINGER

Daumen und Zeigefinger sind meist am stärksten. Wenn alle Finger kräftig und gut entwickelt sind, so ist dies ein Zeichen für Gesundheit. Ist ein Finger sehr dünn, zeigt er gewöhnlich schlechte Gesundheit im entsprechenden Alter an.

DIE FARBE DER FINGER

Neben der Farbe der Finger prüfen wir auch die Farbe des Blutes und der blauen Adern. Besonders wichtig für die Einschätzung der Gesundheit ist die Farbe des Endglieds der Finger; denn es spiegelt den Zustand der Mikrozirkulation des Blutes und damit den Allgemeinzustand wider.

Die Fingerspitzen sollten rot oder rötlich sein. Blässe verrät einen Mangel an Blut und *Qi*. Dunkles Purpur deutet meist auf Blutstau hin. Wenn wir die Farbe der Finger prüfen, müssen wir Klima, Temperatur, Beruf und plötzliche seelische Störungen berücksichtigen, damit wir keine falschen Schlüsse ziehen.

Die oberflächlichen Adern lassen sich am besten an den Linien zwischen den Fingergliedern beobachten. Normalerweise sind sie unauffällig und hellblau. Hervortretende oder zahlreiche Adern gelten als abnorm.

GESCHWOLLENE FINGERGELENKE

Diese treten meist bei *Bi*-Störungen auf. Wind, Kälte und Feuchtigkeit schwächen die Blutgefäße der Gelenke, so daß Blut und *Qi* nicht frei fließen können. Sind die Gelenke rot und geschwollen, ist oft feuchte Hitze schuld. Andere mögliche Ursachen sind Blutmangel in der Leber oder in den Nieren. Geschwollene Gelenke sind meist ein Symptom für Osteoarthritis oder rheumatoide Arthritis.

DIE EINZELNEN FINGER

Jeder Finger hat außerdem seine besonderen Merkmale.

1. DER DAUMEN
Der Daumen ist der wichtigste Finger. Er enthüllt die Erbanlagen und die intellektuellen Fähigkeiten. Der Daumen sollte voll, lang und stark sein und zwei gleich lange Glieder haben. Das sind Zeichen für gute Gesundheit. Ein auffällig starker Daumen deutet auf ein hitziges Temperament hin.

Ein sehr dünner, flacher Daumen verrät konstitutionelle Schwäche, Nervosität und Mangel an Zähigkeit. Ein kurzer Daumen spricht für Mangel an Mut und leichte Erregbarkeit. Ein kurzer Daumen mit sehr steifem Mittelgelenk ist meist ein Hinweis auf Bluthochdruck, Kopfschmerzen, Herzkrankheiten und Apoplexie. Verstreute distale Linien lassen auf eine Neigung zu Nervosität, Kopfschmerzen und Schlafstörungen schließen.

2. DER ZEIGEFINGER
Der Zeigefinger sollte kräftig sein und drei gleich lange oder sich von der Wurzel zur Spitze verkürzende Fingerglieder haben. Er sollte gerade sein und eng am Mittelfinger anliegen. Das ist ein Zeichen für eine gesunde Leber und Galle. Ist das Grundglied zu lang, ist die Gesundheit eher schlecht. Wenn das mittlere Glied zu dick ist, ist die Kalziumresorption gestört, und es besteht eine Neigung zu Knochen- und Zahnproblemen in der Kindheit.

Ein zu kurzes Endglied ist ein Hinweis auf seelische Krankheiten. Ein dünner, blasser Zeigefinger verrät eine leichte Störung der Leber und der Gallenblase sowie leichte Ermüdbarkeit. Eine krumme Fingerspitze mit Rissen und vereinzelten Linien am Knöchel ist ein Zeichen für eine gestörte Funktion der Milz und des Magens, deren Ursache meist die Leber- und Gallenkrankheit ist.

3. DER MITTELFINGER

Der Mittelfinger sollte voll, lang und stark sein und etwa gleich lange Glieder haben. Er ist der längste Finger und sollte gerade sein und geschmeidige, weder schwache noch harte Knöchel haben. Das alles läßt auf Gesundheit und genügend *Qi* schließen.

Ist der Finger dünn, klein, schwach und blaß, müssen wir mit Störungen des Herz- und Gefäßsystems oder Anämie rechnen. Eine krumme Fingerspitze und eine „Lücke" deuten auf ein schwaches Herz und schlechte Darmfunktion hin. Sind die drei Glieder nicht symmetrisch und ist das Mittelglied sehr lang, liegt Energiemangel vor. Außerdem ist der Kalziumstoffwechsel gestört, so daß eine Anfälligkeit für Knochen- und Zahnkrankheiten besteht. Ein zu langer Mittelfinger verrät eine Neigung zu inneren Störungen.

4. DER RINGFINGER

Dieser Finger sollte gerade und stark sein, gleich lange Glieder haben und bis zur Mitte des Endglieds des Mittelfingers reichen. Ist dieser Finger sehr lang, ist eine unausgewogene Lebensweise die Ursache, ist er zu kurz, so fehlt meist ursprüngliches *Qi*. Wenn der Ringfinger dünn, klein und blaß ist, sind Nieren und Fortpflanzungsorgane schwach.

Der Knöchel des Grundgliedes verrät, wie die inneren Organe und die Fortpflanzungsorgane arbeiten. Wenn die Furchen unregelmäßig sind, spricht das für eine ziemlich schlechte Verfassung. Tritt dieses Zeichen bei einer Schwangeren auf, so ist ein Kalziumpräparat zu empfehlen. Furchen auf der unteren Seite des Mittelglieds werden je nach Gesundheitszustand deutlicher oder undeutlicher.

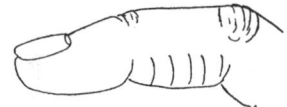

Ist der Mittelfinger sehr lang, schwach und blaß, ist die Kalziumre-sorption gestört, und die Folge ist eine Schwäche der Knochen und Zähne. Wenn der Ringfinger fast so lang ist wie der Mittelfinger, so ist dies ein Zeichen für eine gute Konstitution.

5. Der kleine Finger

Der kleine Finger sollte gerade und schlank sein und gleich lange Glie-der haben. Er sollte bis zum distalen Knöchel des Ringfingers oder ein wenig darüber hinaus reichen. Das spricht für gute Gesundheit, vor allem für einen gesunden Magen und eine gesunde Milz. Mit Hilfe dieses Fingers beurteilen wir den Zustand der Verdauungs- und Fort-pflanzungsorgane. Ist er dünn und schwach, so ist mit schlechter Ver-dauung, Resorptionsstörungen, Durchfall und Darmstörungen zu rech-nen, vor allem wenn die Spitze krumm ist und sich zwischen dem kleinen und dem Ringfinger eine große Lücke auftut. Ein leicht gekrümmter Finger verrät eine schwache Vitalkapazität. Unregelmäßige Beugefur-chen am Grundglied lassen auf körperliche Schwäche schließen. Wenn der Finger seitwärts gebogen und die Haut an der Unterseite sehr trok-ken ist, müssen wir mit unvollständiger Verdauung und Resorptions-störungen rechnen.

Weitere Zeichen an den Fingern

Bitten Sie den Patienten, aufrecht zu stehen, die Augen zu schließen und beide Hände mit gespreizten Fingern flach auszustrecken. Leich-tes Zittern ist ein Zeichen für eine Überfunktion der Schilddrüse.

Sind alle Fingerspitzen blaß und eiskalt, so müssen wir mit einer chronischen Magen-Darm-Krankheit und mit einer Neigung zu Ma-genkrebs rechnen.

Wenn das Handgelenk schwach ist und nach unten hängt oder die Fingergelenke einer Vogelkralle ähneln, sind die Nerven in der Hand und im Unterarm geschädigt.

Sind Daumen und Zeigefinger unfähig, sich schnell und wiederholt zu berühren, und ist der Berg des Zeigefingers höher als die anderen Ballen, besteht eine Neigung zu Hirnblutungen.

DIE FINGERABDRÜCKE

Fingerabdrücke zeigen das Muster der Hautrillen an den Endgliedern der Finger. Es ist schon bei der Geburt voll entwickelt und verändert sich während des ganzen Lebens nicht. Jeder Mensch hat einen einzigartigen Fingerabdruck. Die Chinesische Medizinische Handdiagnostik unterscheidet drei Haupttypen von Abdrücken: Wirbel, Schleifen und Bögen.

1. WIRBEL

Es gibt zwei Arten: konzentrische Kreise und Spiralen. Sie gelten als *Yang*-Abdrücke.

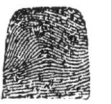

2. SCHLEIFEN

Unten an der Fingerspitze ist eine Y-förmige Struktur zu erkennen, deren Rillen in drei Richtungen verlaufen. Schleifen mit einer solchen dreiseitigen Gabelung zum kleinen Finger heißen ulnare Schleifen. Wenn sie sich nach der Daumenseite öffnen, nennt man sie radiale Schleifen. Sind beide Typen gemischt, heißen sie Doppelschleifen. Sie gelten als *Yin*-Abdrücke.

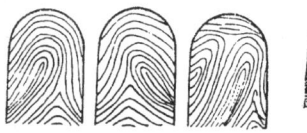

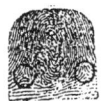

3. BÖGEN

Es gibt hohe und niedrige Bögen, die den Fingerballen kreuzen, sich aber nicht zu einem dreiseitigen Y gabeln. Auch sie gelten als *Yin*-Abdrücke.

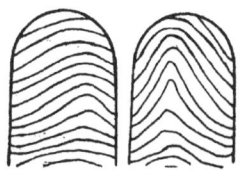

DER ATD-WINKEL

Außer am Daumen ist auf der Handfläche eine Y-förmige, dreiseitige
Gabel an den Fingerwurzeln zu
sehen. Vom Zeigefinger an gezählt,
nennt man sie Gabel A, B, C und D.
Am Handgelenk befindet sich ein
umgekehrtes Y, das Gabel T heißt.

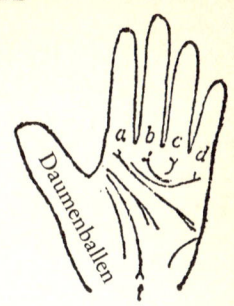

Normale Verteilung der Gabeln

Verbindet man die Gabeln A, T und D, indem man eine Linie von T
nach A und von T nach D zieht, erkennt man einen spitzen Winkel. Er
hat in einer normalen Hand weniger als 40°. Ein Winkel über 40° gilt
als abnorm. Wie bereits erwähnt, bildet die Gabel T die Spitze des
Winkels. Je höher diese dreiseitige Gabel liegt, desto stumpfer ist der
Winkel. Dies ist ein sehr wichtiges Indiz für die Gesundheit. Die meisten Menschen mit abnormen Chromosomen haben beispielsweise eine
hohe Gabel T.

Schäden an den Chromosomen sind
an auffällig abnormen Handabdrük-
ken erkennbar. Wenn bei einer
kleinwüchsigen Patientin 8 bis 10
Wirbel auf der Handfläche zu sehen
sind und Monatsblutungen und
sekundäre Geschlechtsmerkmale
fehlen, so liegt wahrscheinlich ein
Turner-Syndrom vor, das heißt es
fehlt ein X-Chromosom.

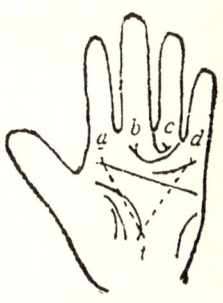

Verteilung der Gabeln
bei abnormen Chromosomen

Folgende Zeichen deuten auf ein „Katzenschreisymptom" hin, dessen Ursache das Fehlen des kurzen Arms am fünften Chromosom ist: a) Es sind 8 bis 10 Wirbel erkennbar; b) der ATD-Winkel hat 60–70°; c) an einer Hand oder an beiden Händen ist eine Affenfurche zu sehen; d) der Patient schreit wie eine Katze, und seine Daumen sind nach hinten gebogen; e) der Patient hat ein rundes Gesicht, und die Augen sind weit voneinander entfernt; f) die Augen sind nach unten verschoben; g) am inneren Augenwinkel befindet sich überflüssige Haut; h) der Kiefer ist klein; i) manche Patienten leiden zudem an primären Herzkrankheiten.

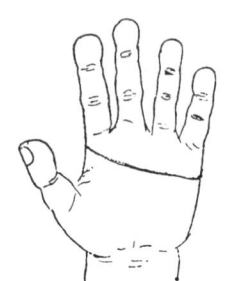

Affenfurche

Eine der häufigsten Erbkrankheiten (etwa ein Mensch von 600 bis 800 leidet daran) ist das Down-Syndrom, dessen Ursache ein zusätzliches 21. Chromosom ist. Seine Symptome sind: Die meisten Fingerabdrücke zeigen ulnare Schleifen, nur die Abdrücke am 4. und 5. Finger sind radial; die umgekehrte Y-förmige Gabel T befindet sich etwa in der Mitte der Handfläche, und der ATD-Winkel liegt bei 60–70°. Diese Zeichen treten meist mit einer Affenfurche auf. Weitere typische Symptome sind eine laterale Lidfalte, eine tiefe, flache Nasenwurzel, ein halboffener Mund, eine herausgestreckte Zunge, ein niedriger IQ, eine langsame Entwicklung (spätes Sitzen, Stehen, Gehen, Sprechen).

Alle Menschen mit abnormen Chromosomen haben auch abnorme Handabdrücke. Normale Menschen besitzen 23 Chromosomenpaare. Davon sind 22 Paare Autosomen mit der gleichen Form und Größe. Das restliche Paar sind die Geschlechtschromosomen. Die genannten Erbkrankheiten sind alle auf abnorme Chromosomen zurückzuführen, entweder auf ein Zuwenig oder auf ein Zuviel. Viele Syndrome gehen zudem mit typischen Veränderungen der Handabdrücke einher, die folgende Merkmale gemeinsam haben:

1. Affenfurche;
2. umgekehrte Y-förmige Gabel T in der Nähe der Handflächenmitte und ein ATD-Winkel über 60°;
3. viele gekrümmte Linien;
4. viele Wirbel;
5. umgekehrte Schleifen am Ringfinger und am kleinen Finger;
6. viele Doppelschleifen.

Diese Zeichen sind leicht zu sehen, da sie sich von normalen Abdrücken unterscheiden. Sie sind um so bedeutsamer, als sie vor anderen Symptomen und Zeichen auftreten. Dadurch ermöglichen sie eine frühe Diagnose und Behandlung.

Andere Krankheiten führen ebenfalls zu abnormen Handabdrücken. An einem Krebsforschungszentrum fand man heraus, daß Frauen, bei denen sich viele Fingerabdrücke an der linken Hand nach rechts öffnen, häufiger an Brustkrebs erkranken.

Schleifen an allen zehn Fingern und eine Affenfurche sind ein Zeichen dafür, daß einige Angehörige des Patienten eine Erbkrankheit haben, die zu geringer Intelligenz und langsamer Entwicklung führt. Auch diese Kranken haben einen typischen Handabdruck: Am kleinen Finger befindet sich nur eine Beugefurche (normalerweise sind es zwei). Diese Zeichen finden wir bei Patienten mit Schizophrenie, Epilepsie, Diabetes, Psoriasis, Lepra und primärem Glaukom.

Fingerabdrücke weisen auch auf andere Gesundheitsstörungen und Anfälligkeiten hin. Extrem klare Abdrücke lassen darauf schließen, daß die Aorten- oder Pulmonarklappe des Herzens fehlt oder beschädigt ist. Abdrücke, die überwiegend Wirbel zeigen, verraten eine Neigung zu seniler Demenz.

37

Kapitel 4

Die Fingernägel

Anatomische Begriffe

Der distale Rand des Nagels ist sein fernes Ende, der proximale Rand sein nahes. Die Nagelwurzel ist in die Nageltasche eingebettet. Der sichtbare Teil des Nagels heißt Nagelplatte. Die gewölbte Haut, die Wurzel und Seiten des Nagels bedeckt, nennt man Nagelwall, der sich als Nagelfalz in die Tiefe senkt. Das Nagelhäutchen als obere Einfassung heißt Eponychium. Es bedeckt teilweise den durchsichtigen Halbmond, die Lunula, oberhalb der Wurzel. Die Furche zwischen Nagelwall und Nagelplatte ist die Nagelgrube.

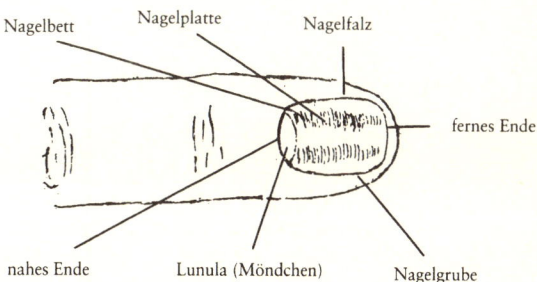

Nagelbett   Nagelplatte   Nagelfalz

fernes Ende

nahes Ende   Lunula (Möndchen)   Nagelgrube

VORBEMERKUNGEN

Den Nagel untersuchen Sie am besten, wenn der Patient ruhig ist. Wenn er vor kurzem etwas Schweres getragen hat, wenn die Nägel verschmutzt oder lackiert sind, ist eine Untersuchung sinnlos. Halten Sie ein Fläschchen Nagellackentferner bereit, so daß Patientinnen den Lack beseitigen können.

DIE FINGERNÄGEL IN DER TCM

Die Fingernägel sind „verlängerte Sehnen" und wie diese mit Leber und Galle verbunden. Wir können daher an den Nägeln den Zustand dieser Organe ablesen. Zudem sind die Fingernägel mit dem ganzen Körper, allen Eingeweiden und den Gedärmen verbunden. Sie verraten uns also, wieviel gutes und schlechtes Qi im Körper vorhanden ist. Normale Fingernägel sind rosa, eben, glatt und glänzend, weder zu weich noch zu brüchig. Wenn man kurz darauf drückt, sollte die Farbe rasch zurückkehren – dann sind Qi und Blut reichlich vorhanden und können ungehindert fließen. Ist die Farbe, die Form, das Aussehen oder die Stärke des Nagels abnorm, sind Krankheiten vorhanden.

FARBE UND GLANZ

Farbe und Glanz des Nagels sind wichtige diagnostische Kriterien. Wie bereits erwähnt, ist ein gesunder Nagel rosa. Andere Farben – von weiß bis schwarz – sind abnorm und spiegeln Krankheiten wider.

1. WEISS

Wenn der Nagel trüb, weiß und glanzlos ist, spricht dies vor allem für Mangel an Qi, zuwenig Blut in der Leber, zuwenig $Yang$ in Milz und Nieren oder sogar Mangel an Qi und Blut im Herzen. In der modernen Medizin sind dies klassische Symptome der Anämie. Die TCM sieht darin nicht unbedingt eine Anämie, sondern möglicherweise einen Mangel an Blut. Auf diesen Unterschied müssen wir achten.

Ist der Fingernagel glanzlos, wächsern und weiß, so ist dies ein Zeichen für ein blutendes Geschwür oder eine Hakenwurmkrankheit – also für chronischen Blutverlust. Wenn der große Teil unter dem Nagel weiß und der normalerweise rosa Teil zu einem Streifen an der Spitze geschrumpft ist, liegt möglicherweise eine Leberzirrhose vor. Ein weißer Nagel, der wie Glas aussieht und ein rötlichbraunes fernes Ende hat, deutet auf eine gestörte Nierenfunktion hin.

Eine einzelne, waagrechte weiße Linie quer über dem Nagel ist typisch für Blei- oder Arsenvergiftung, kann aber auch ein Zeichen für die Hodgkinsche Krankheit oder Pellagra (Vitamin-B-Mangel) sein. Zwei weiße Querlinien weisen oft auf Albuminmangel im Blut hin, manchmal auch auf einen Mangel an Plasmaprotein als Folge einer chronischen Nierenstörung. Weiße Punkte oder Fäden auf dem Nagel sind meist auf Ernährungsfehler zurückzuführen und sind oft Symptome einer chronischen Leberkrankheit, einer Leberzirrhose oder einer Nierenkrankheit. Graue Verfärbungen lassen an Tuberkulose im Spätstadium oder eine beschädigte Pulmonalklappe denken.

Völlig weiße Nägel können genetisch bedingt oder auf den Beruf zurückzuführen sein. Bei älteren Menschen erscheinen bisweilen weiße Beulen oder Streifen. Das muß nicht abnorm sein. Winzige weiße Flecken unter dem Nagelbett können jedoch ein Zeichen für einen Kalzium- oder Zinkmangel oder für Parasiten sein. Man sieht sie auch bei Menschen, die nervös oder erschöpft sind oder an Verstopfung leiden. Medikamenten- oder Nikotinmißbrauch kann diese Flecken ebenfalls hervorrufen.

2. GELB

In der TCM ist eine hellgelbe Farbe meist ein Zeichen für feuchte Wärme. Sie tritt zum Beispiel bei Gelbsucht auf. In diesem Fall deutet frisches Gelb auf einen normalen Krankheitsverlauf hin, während dunkles Gelb ungünstige Veränderungen vermuten läßt.

Die moderne Medizin schließt aus gelben Fingernägeln auf eine Leberstörung, etwa Gelbsucht oder Hepatitis, oder chronische Blutungen. Andere mögliche Ursachen sind eine Unterfunktion der Schilddrüse, Nierenkrankheiten, Vitamin-A-Vergiftung und eine Pilzerkrankung der Nägel. Auch eine sehr hohe Zufuhr von Carotin färbt die Fingernägel gelb. Carotin ist nicht giftig, wohl aber zuviel Vitamin A.

Wenn die Fingernägel gelb und dick sind, einen großen, gekrümmten Winkel haben, langsam wachsen (weniger als 0,2 mm pro Woche) und der Patient an einer Krankheit der Atemwege und primärem Lymphödem leidet, faßt man diese Zeichen unter dem Begriff „Gelbe-Finger-nägel-Syndrom" zusammen.

Ein gelber, kupferfarbener Finger, der aussieht, als habe jemand mit dem Hammer darauf geschlagen, ist ein Indiz für eine mit Kahlheit verbundene Autoimmunkrankheit, von der wir wenig wissen. Gelbe Farbe an den Fingerspitzen läßt auf ein Melanom schließen. Wer längere Zeit Tetrazykline einnimmt, bekommt ebenfalls gelbe Nägel. Bei älteren Menschen können hellgelbe Nägel normal sein. Auch Rauchen, genauer gesagt der Tabak, kann mit der Zeit die Nägel gelb färben.

3. ROT

Rot ist ein Zeichen von Wärme. Rote Nägel deuten gewöhnlich auf krankhafte Hitze hin, entweder auf heißes *Qi* oder auf heißes Blut. Wenn die Nägel hellrot sind, fehlt Wärme, wenn sie dunkelrot sind, ist zuviel davon vorhanden. Sind die Nägel rot mit einem Hauch Lila, so ist dies ein Indiz für Hitze und Gifte; aber auch *Bi*-Krankheiten und Wind, der die Gelenke angreift, erzeugen diese Farbe. Ein dunkles Lila läßt auf Blutstau schließen. Die Ursache kann z. B. eine verschleimte Brust oder blockiertes *Qi* oder Blut sein. Rote, braunrote oder lila Flecken auf den Nägeln deuten auf Blutstau oder Blutungen hin.

In der modernen Medizin sind rote Flecken Symptome verschiedener Krankheiten. Leuchtend rote Stellen an der Nagelwurzel und Hellrot auf dem Rest des Nagels ist bei Husten und Bluthusten zu sehen. Wenn diese Farben ihren Platz wechseln, kann eine chronische Nierenkrankheit vorliegen. Ein helles Rot auf dem ganzen Nagel ist ein Zeichen für eine Lungen- oder Darmtuberkulose im Frühstadium. Kehrt die Farbe schnell zurück, wenn man auf den Nagel drückt, so ist die Krankheit leicht; kehrt sie langsam zurück, handelt es sich um eine chronische Krankheit.

Ein roter Fleck oder Streifen unter dem Fingernagel verrät eine kapillare Blutung. Die Ursache kann Bluthochdruck, eine Hautkrankheit, eine Herzinfektion oder eine latente Krankheit sein. Rote Flecke rings um den Nagel lassen auf Dermatomyositis oder auf systemischen Lupus erythematodes schließen. Ein roter Querstreifen am nahen Ende ist ein Indiz für eine Entzündung im Magen-Darm-Trakt, einen Herzklappenvorfall oder einen Schaden am Septum atrioventriculare. Wenn der Nagel tiefrot ist und sich auch nicht verändert, wenn man darauf drückt, liegt eine Eingeweideentzündung vor.

4. Purpur

Ein purpurroter Fingernagel ist meist ein Zeichen für eine Herz- und Blutkrankheit. Die moderne Medizin schließt daraus auf Sauerstoffmangel oder einen abnormen Blutbestandteil. Sind die Nägel manchmal purpurn und weiß, kann eine Raynaud-Krankheit vorliegen. Die TCM hält sie für typische Symptome der Stagnation und der Stasis.

5. Indigo

Während einer akuten Unterleibserkrankung, einer Ohnmacht oder einer „kalten Inversion" der vier Gliedmaßen können die Nägel plötzlich indigofarben werden. Bei Schwangeren läßt diese Verfärbung, wenn sie länger anhält, einen toten Fetus befürchten. Ein indigofarbener Nagel mit grünen Flecken deutet auf eine Vergiftung oder Krebs im Frühstadium hin. Wenn die Farbe einen purpurnen Anstrich hat, müssen wir mit einer primären Herzkrankheit, einer Lungenentzündung oder einem schweren Lungenemphysem rechnen. In all diesen Fällen ist das Indigo ein Indiz für Stasis und Stagnation.

6. Grün

Ein ganz oder teilweise grün verfärbter Nagel ist meist auf ständigen Kontakt mit Seifen und Waschmitteln zurückzuführen, manchmal auch auf eine Pyocyaneusinfektion oder auf Aspergillus glaucus (ein Kolbenschimmel).

7. Blau

Blaue Fingernägel sehen wir bei Diphterie, Lungenentzündung, akuten Infekten des Darmtrakts und verstopfter Luftröhre. Das Wilson-Syndrom, eine Störung der Leber und des Kupferstoffwechsels, kann ebenfalls die Ursache sein. Eine Zyanose im Dünndarm (nach dem Verzehr verdorbenen Gemüses) und Nitritvergiftung führen dazu, daß das Eisen im Hämoglobin oxidiert oder keinen Sauerstoff mehr transportieren kann, und die Folge ist eine Gewebehypoxämie, deren Symptome eine Zyanose der Haut und blaue Nägel sind.

Auch Substanzen wie Schwefel, Atebrin und Primaquin können die Ursache blauer Fingernägel sein. Wenn an der Wurzel ein blaues Möndchen zu sehen ist, müssen wir mit einer Herzkrankheit oder mit der

Raynaud-Krankheit rechnen. Blaue Fingernägel können auch mit rheumatoider Arthritis oder einer Autoimmunkrankheit, z. B. systemischem Lupus erythematodes oder Lupus Cazenave, einhergehen.

Die TCM verbindet blaue Nägel mit Kälte oder Blutstau. Sind bei einer langwierigen Krankheit die Nägel blau und Hände und Füße blau oder blaugrün, so ist die Leber erschöpft und die Prognose ist nicht günstig.

8. GRAU

Graue Nägel sehen wir bei systemischen Krankheiten wie Myxödem, rheumatoider Arthritis und Hemiplegie. Falsche Ernährung kann zu einer Verdickung oder Atrophie des Fingernagels bei gleichzeitiger Graufärbung führen. Eine graue Wellenform am nahen Ende ist ein Indiz für ein Glaukom.

Graubraune Nägel bringt die TCM mit Leberstörungen und Qi-Stau in Verbindung.

9. SCHWARZ

Ein schwarzer Fingernagel kann die Folge einer Verletzung, d. h. einer Blutung unter der Nagelplatte sein. Zunächst ist der Nagel lila, dann wird er allmählich schwarz. Nach der TCM handelt es sich hier um einen örtlichen Blutstau in beschädigten Gefäßen. Das hat nichts mit einem inneren Stau zu tun. Ma Zhong-xue schreibt jedoch in seinem Buch *Zhong Guo Yi Xue Zhen Fa Da Qan* („Die Große Sammlung chinesischer medizinischer Diagnosemethoden"): „Wenn der Fingernagel schwarz ist, liegen meist ein Blutstau, Schmerzen und eine innere Verstopfung mit totem Blut vor." Ein schwarzer Nagel kann also ein Zeichen für einen inneren Blutstau sein, wenn keine örtliche Verletzung die Ursache ist.

Ist der Nagel schwarz und verschrumpelt, so ist dies ein Zeichen für eine langwierige Krankheit, meist für erschöpfte Nieren. Ein schwarzer Nagel, kalte Gliedmaßen, Erbrechen und dunkle, grünblaue Wangen deuten ebenfalls auf einen ungünstigen Krankheitsverlauf hin.

Auch zuviel Myelin in der Matrix des Nagelbetts und Ablagerungen des Schwermetalls Silber führen zu bräunlichschwarzen Nägeln. Eine schwärzlichblaue Verfärbung am Rand oder unter dem Rand des Nagels kann auf eine Nagelfalzentzündung zurückzuführen sein. Bei chronischer Nierenschwäche ist oft das ferne Ende des Nagels schwarz.

Gräulichschwarze Nägel treten bei Vitamin-B$_{12}$-Mangel, Störungen der Nebennieren, Polypen im Magen-Darm-Trakt oder häufigem Kontakt mit Teer auf.

Schwarze oder braune Nägel lassen ebenso wie schwarze oder braune Flecken, vor allem am Daumen oder an der großen Zehe, ein Melanom befürchten. Das gilt besonders dann, wenn auch das benachbarte Gewebe braun oder schwarz ist. Schwarze Linien an der Nagelwurzel – sie wachsen meist auf die Mitte des Nagels zu – weisen ebenfalls auf Krebs hin. In solchen Fällen sind weitere Untersuchungen notwendig, um eine sichere Diagnose erstellen und rasch mit der Behandlung beginnen zu können.

DICKE UND ROBUSTHEIT DER FINGERNÄGEL

Die Robustheit der Fingernägel ist ein weiterer Aspekt, den wir bei der Diagnose berücksichtigen müssen. Geschmeidige, robuste Nägel sind ein Zeichen für Gesundheit; harte, brüchige Nägel sind meist auf Ernährungsfehler zurückzuführen. Weiche, dünne Nägel verraten Energie- und Kalziummangel; wir sehen sie oft bei Nervosität oder auszehrenden Krankheiten.

In der TCM bedeuten trockene, verschrumpelte Fingernägel meist Hitze in der Leber. Sie treten aber auch bei *Yin*-Mangel im Herzen, Blutmangel in der Leber und Blutstau auf. Verschrumpelte Nägel, die Fischschuppen ähneln, lassen auf *Qi*-Mangel in den Nieren oder auf Milzstörungen schließen. Starker Wind und Gifte können ebenfalls zu verschrumpelten Nägeln führen.

Dünne, brüchige Nägel sind immer ein Zeichen von *Qi*- und Blutmangel. Sie treten auch bei ansteckenden Krankheiten und Fingernagelpilz (*xian*) auf.

Grobe, alte, dicke Nägel können auf *Qi*-Mangel oder Wind und Feuchtigkeit, aber auch auf feuchte Gifte zurückzuführen sein.

Die Halbmonde oder Lunulae oberhalb der Nagelwurzel werden auch „Gesundheitskreis„ genannt. Das Möndchen des Daumens ist am größten; es sollte ein Fünftel seiner Länge ausmachen. Die nächst größeren Möndchen haben der Zeigefinger, der Mittelfinger, der Ringfinger und der kleine Finger. Meist sind diese Gebilde an beiden Händen gleich groß. Man glaubt, daß die Möndchen über den allgemeinen Gesundheitszustand, vor allem über das Herz- und Gefäßsystem Auskunft geben. Wenn alle Finger Möndchen von normaler Größe haben, so ist dies ein Zeichen für gute Gesundheit. Übermäßig große und abnorm geformte Möndchen weisen auf Bluthochdruck oder innere Blutungen hin. Fehlende Möndchen sind ein Zeichen für Anämie, Nervenschwäche, niedrigen Blutdruck oder körperliche Schwäche. Nach einem Schlaganfall verschwinden die Möndchen bisweilen. Kleine oder kaum sichtbare Möndchen deuten auf eine Neigung zu Gehirnerweichung, akute Lungenentzündung, Asthma, Gicht und Magen-Darm-Krankheiten, einschließlich Geschwüre, hin. Sowohl auffallend große als auch kleine, fehlende oder verschwindende Möndchen gelten somit als abnorm.

Der berühmte Onkologe Sun Bin-yan, ein Vertreter der TCM, schreibt in seinem Buch *The Prevention and Treatment of Cancer* („Vorbeugung gegen Krebs und Krebsbehandlung"), die Möndchen seien für ihn die ersten „drei Anzeichen" bei der Vorhersage von Krebs. Nach Dr. Sun zeigen die Möndchen, wieviel gutes *Yang-Qi* (Wärme) der Körper enthält. Menschen mit normalen Möndchen besitzen eine normale Menge an guter Wärme, die vor der Geburt von den Nieren produziert wurde und nach der Geburt aus der Milz und aus dem Magen fließt. Menschen mit kleinen Möndchen neigen daher zu Milz- und Magenschwäche, und bei ihnen sammelt sich schlechtes *Yin* an, zum Beispiel depressive Feuchtigkeit. Wenn die Möndchen übergroß sind, besteht eine Neigung zu Krankheiten, die auf *Yang*-Überschuß zurückgehen.

Menschen, die nur wenige kleine Möndchen haben, sollten keine kalten Speisen und Getränke zu sich nehmen und nicht zuviel Rohkost essen. Zu empfehlen sind Speisen, die Zimmertemperatur haben, und wärmende Gewürze wie Ingwer, Kardamom und Zimt. Auch wenn sie krank sind – selbst wenn sie feuchte Hitze haben –, sollten sie nicht zu viele kühle Medikamente bekommen, sondern regelmäßig Arzneien nehmen, die wärmen, die Milz kräftigen und das *Qi* anregen.

Wer auffallend große Möndchen an allen zehn Fingernägeln hat, sollte scharf gewürztes Essen, Alkohol, fette Speisen und rotes Fleisch meiden und statt dessen mehr kühlendes Gemüse und Rohkost verzehren – die chinesische Medizin spricht von einer „einfachen, milden Kost". Mehr über die chinesische Diättherapie lesen Sie in Bob Flaws *Arisal of the Clear, A simple Guide to Healthy Eating According to Traditional Chinese Medicine* („Klarheit kommt auf – einfacher Leitfaden zur gesunden Ernährung nach der TCM"), Blue Poppy Press, Boulder.

Nach Sun Bing-yan ähneln unsere Möndchen oft denen unserer Eltern. Wenn die Eltern wenige oder kleine Möndchen haben, ist das bei den Kindern auch der Fall. Haben die Eltern viele und große Monde, so tun es ihnen die Kinder meist nach. Darum glaubt Dr. Sun, daß man mit Hilfe der Möndchen sehr gut die Vitalität (die TCM spricht vom „früheren Himmel" und meint damit die Erbanlagen) einschätzen kann. Allerdings können die Möndchen sich mit der Zeit ändern, da sie den jeweiligen Zustand widerspiegeln.

ABNORME FINGERNÄGEL

Fingernägel mit abnormer Form, Textur oder Farbe sind wichtige Indizien für bestimmte Krankheiten.

ABNORME FORMEN

1. RILLEN

Quer verlaufende Rillen auf der Nagelplatte zeigen, daß der Betreffende krank war. Es kann sich dabei um eine seelische Störung oder um Nährstoffmangel gehandelt haben.

Da der Nagel 130 bis 180 Tage braucht, um zu wachsen, entspricht die Dauer der Krankheit oder der Belastung der Zahl der Tage, welche die Rille gebraucht hat, um ihre derzeitige Position zu erreichen. Auf den folgenden Zeichnungen sehen Sie Rillen, die eine Krankheit vor 50 bis 70 Tagen und vor 30 bis 50 Tagen anzeigen.

Nagelplatte mit Rille

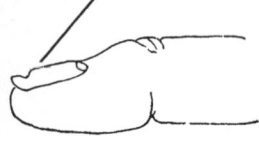
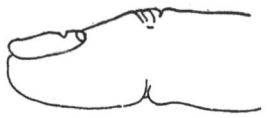

Krankheit vor 50–70 Tagen   *Krankheit vor 30–50 Tagen*

Patienten mit mehr als einer Rille leiden gewöhnlich an Darmparasiten und/oder an chronisch schwacher Verdauung. Erscheint die zweite Rille am Daumen, ist die Lebenskraft gering, tritt sie am Zeigefinger aus, so besteht eine Neigung zu Hautkrankheiten. Eine Rille am Mittelfinger deutet auf Muskelschwäche hin. Am Ringfinger verrät sie eine Anfälligkeit für Augenkrankheiten und Krankheiten der Atemwege, zum Beispiel Bronchitis. Die Rille am kleinen Finger läßt auf Kehlkopf- und Hypopharynxentzündung, Neuralgie oder Störungen der Gallenblase schließen.

Nagelplatte mit parallelen Rillen

2. Verformungen

Nägel, die sich nach oben krümmen, treten oft bei Krankheiten des Rückenmarks, Alkoholismus oder Arthritis auf. Nach Ma Zhong-xue deuten sie meist auf Blutmangel in der Leber hin. Auch ein Qi- oder Blutstau kann vorliegen. Nach unten gebogene Nägel findet man oft bei Herz- und Gefäßkrankheiten, Qi- oder Blut-stau, durch Wind verursachte Bi-Krankheiten, Sehnenschrumpfung oder Kalziummangel.

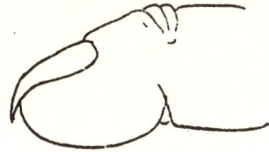

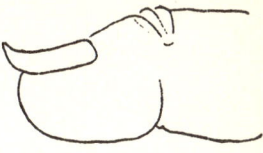

Nach unten gekrümmter Nagel   *Nach oben gekrümmter Nagel*

3. Formen

a. Kurz und rechteckig

Ein kurzer, rechteckiger Fingernagel spiegelt häufig Ungeduld wider, die zu Herzleiden führen kann, vor allem wenn der Betroffene keine oder kleine Möndchen hat.

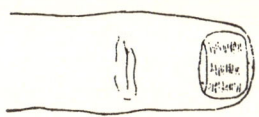

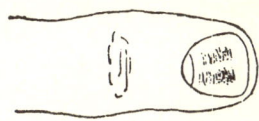

Kurzer, rechteckiger Fingernagel   *Dreieckiger Fingernagel*

b. Dreieckig

Ein dreieckiger Fingernagel mit breiter Spitze und schmaler Wurzel erscheint oft bei Krankheiten des Gehirns und des Rückenmarks sowie bei Lähmungen. Ist der Nagel weiß oder dunkelgelb, ist der Betroffene krank.

c. Atrophiert

Eine Atrophie der Nagelplatte sehen wir meist bei Dystrophie oder Nervosität.

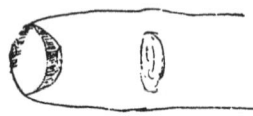

d. Kurz und weiß

Eine kurze, breite Nagelplatte verrät ein schwaches Herz und eine Neigung zu Benommenheit und zu Beschwerden im Bauchraum und im Kreuz.

e. Flach und eingewachsen

Ist die Nagelspitze flach und ins Fleisch eingewachsen, besteht eine Neigung zu Neuralgie und Arthritis, bei Frauen zu Krankheiten der Gebärmutter und der Eierstöcke.
Wenn die Nagelplatte farb- und glanzlos ist, liegt möglicherweise Unfruchtbarkeit vor.

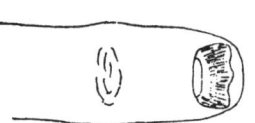

kurze, breite oder ins Fleisch gewachsene Nagelplatte

f. Olivenförmig

Ist die Nagelplatte oben und unten schmal und in der Mitte breit, ist der Nagel olivenförmig.
Dies ist ein Indiz für ein krankes Herz- und Gefäßsystem oder eine Neigung zu Krankheiten des Rückenmarks.

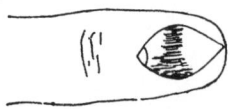

g. Dünne, schwache Mitte mit Kerben

Kerben in der Nagelplatte und eine
sehr dünne, schwache Mitte sind die
Folge der Hakenwurmkrankheit,
eines Kalziummangels oder einer
Anämie.

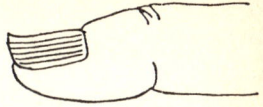

h. Hohe Mitte, nach unten gebogene Enden

Wenn die Mitte der Nagelplatte hoch ist und die Enden nach unten
gekrümmt sind, besteht eine Anfälligkeit für Krankheiten der Atemwege wie Asthma, Tuberkulose und Pleuritis.
Je mehr Nägel davon betroffen ist,
desto eindeutiger ist die Diagnose.

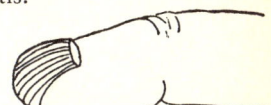

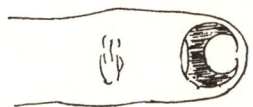

i. Röhrenförmig

Hat der Nagel die Form einer Röhre,
so kann ein Tumor vorliegen.

j. Flach

Wenn die Nagelplatte nicht gekrümmt, sondern völlig flach ist, so ist
die Widerstandskraft gegen Krankheiten gering und der Körper schwach.

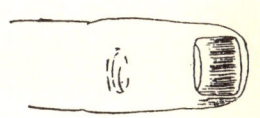

k. Fächerförmig

Eine fächer- oder muschelförmige
Nagelplatte mit breitem fernen Ende
und schmalem nahen Ende deutet auf
Nervosität und körperliche Schwäche
hin. Außerdem besteht eine Neigung
zu Apoplexie und Krankheiten des
Rückenmarks.

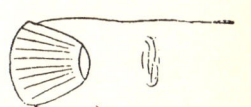

l. Brüchig, senkrechte Linien

Eine brüchige Nagelplatte mit senkrechten Linien verrät eine Neigung zu
Herzversagen und Hautkrankheiten.
Wenn der Daumennagel mehr Linien
als die anderen Nägel hat, so ist dies
ein Indiz für Ernährungsfehler.

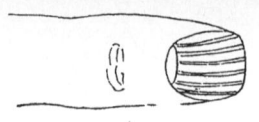

m. Lang

Eine lange Nagelplatte spricht für
einen schwachen Körper. Meist sind
auch die Atemorgane geschwächt,
selbst wenn keine Symptome auftreten. Die Gefahr einer Erkrankung der
Atemwege wächst, wenn der Nagel
länger und dunkler wird und senkrechte Linien sichtbar sind.

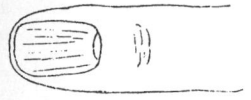

n. Lang und schmal

Eine lange, schmale Nagelplatte ist in
der Regel abnorm und läßt auf eine
Erkrankung des Skeletts oder des
Rückenmarks schließen, wenn der
Nagel weiß oder dunkel ist. Diese
Form ist zudem ein Hinweis auf
Depressionen und bei Frauen auf
seelische Störungen oder nervöse
Eingeweide.

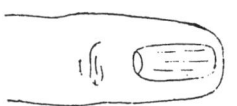

o. Sehr tiefe, gerade Kerben

Wenn die Nagelplatte sehr tiefe,
gerade Kerben hat (nicht nur senkrechte Linien), so ist dies ein Hinweis
auf falsche Ernährung oder zu harte
Arbeit, manchmal auch auf Nervenschwäche oder schwache Atemorgane.

Ausfallende Fingernägel

Wenn die Nägel ausfallen, ist dafür meist ein Mangel an *Qi* und Blut verantwortlich, mitunter auch übelriechende Darmgase. Bei schwerem Blutmangel in der Leber können ebenfalls Nägel ausfallen. Auch ein Nagelpilz kann die Ursache sein. Die TCM führt dieses Phänomen auf eine Störung des *Qi*-Flusses zurück.

KAPITEL 5

DIE HANDFLÄCHE

Die Handfläche oder Hohlhand verrät ebenfalls viel über Gesundheit und Krankheit. Sie ist für die Handdiagnostik derart wichtig, daß dieses Verfahren in der englischen Sprache schlicht *palm-istry* („Lesen der Handfläche") heißt.

Für die Chinesische Medizinische Handdiagnostik sind die Form der Handfläche, abnormes Aussehen, abnorme Farben, Dicke, Feuchtigkeit, sichtbare Adern und vor allem die Beugelinien wichtig.

Dieses Kapitel befaßt sich mit Form und Aussehen der Handfläche und in aller Kürze mit ihren sichtbaren Adern. Im nächsten Kapitel geht es dann um die Beugelinien.

DIE FORM DER HANDFLÄCHE

Die Chinesische Medizinische Handdiagnostik unterscheidet vier Arten von Handflächen: runde, quadratische, löffelförmige sowie rechteckige.

1. DIE RUNDE HANDFLÄCHE

Die meisten Menschen mit runder Handfläche sind gesund, energisch, zäh, extrovertiert und optimistisch. Seelische Probleme haben sie selten.

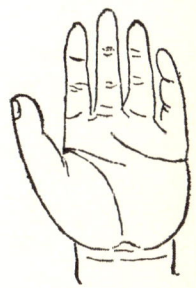

2. DIE QUADRATISCHE HANDFLÄCHE

Menschen mit quadratischen Handflächen sind meist gesund und in
ihrem Handeln gewissenhaft. Sie
neigen allerdings zu Sturheit. Im
Alter besteht eine Neigung zu Herzleiden und Krankheiten der Hirngefäße.

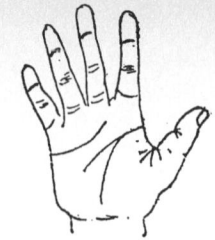

3. DIE LÖFFELFÖRMIGE HANDFLÄCHE

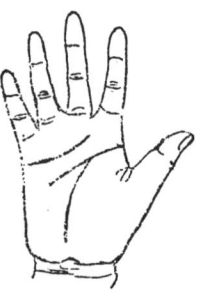

Menschen mit löffelförmigen Handflächen haben große, dicke Handgelenke und ziemlich große und dicke
Knöchel. Sie sind meist optimistisch,
selbstsicher und körperlich kräftig.
Wenn sie zuviel rauchen oder trin-
ken, altern sie jedoch vorzeitig. Sie
sind oft unruhig und leiden mitunter
an Kreuzschmerzen.

4. DIE RECHTECKIGE HANDFLÄCHE

Muskeln und Fleisch dieser Hand
sind dünn. Menschen mit dieser
Handform sind introvertiert, nervös,
vorsichtig, ernsthaft, sensibel, sehr
gefühlvoll, ängstlich und pessimi-
stisch. Sie neigen zu Amnesie und
anderen Krankheiten und verfügen
über wenig Energie.

DIE ABNORME HANDFLÄCHE

1. TROCKENE, FALTIGE HAUT
Trockene, faltige Haut (wie bei Wäscherinnen) ist gewöhnlich ein Zeichen für akute Magen-Darm-Krankheiten mit schwerem, häufigem Durchfall und Erbrechen.

2. DIE FLACHE, VERKÜMMERTE HANDFLÄCHE
Manchmal verliert die Handfläche wegen Muskelatrophie ihre normale Form, besonders am Daumen- und Kleinfingerballen. Die Hand sieht dann aus wie eine Affenhand. Diese Verkümmerung ist die Folge einer Hand- oder Armverletzung oder einer Entzündung.

3. ÖDEME
Eine Wasseransammlung in der Handfläche und in den Fingern mit Taubheit deutet auf eine Herzkrankheit hin.

4. VERDICKUNG DER HANDFLÄCHE
Wenn die ganze Handfläche breiter und dicker wird, die Finger dick sind und Wangen, Unterkiefer- und Stirnknochen hervortreten, so ist bei Erwachsenen mit einem Hypophysentumor zu rechnen.

5. BLÄSCHEN
Bläschen auf der Handfläche, sich schälende Haut oder starker Juckreiz sind Indizien für eine Hautpilzerkrankung. In der Chinesischen Medizin nennt man sie *shou xian* und unterscheidet drei Arten. Die erste geht mit Bläschen einher und wird durch Wind und Feuchtigkeit begünstigt. Beim zweiten Typ, verursacht durch feuchte Hitze, schält sich die Haut. Die dritte Art, deren Symptom Schuppenbildung ist, wird mit austrocknendem Wind in Verbindung gebracht.

6. TROCKENE, FALTIGE HAUT AUF DEM HANDRÜCKEN
Trockene, faltige Haut auf dem Handrücken, verbunden mit steifen Fingergelenken und ständiger Kälte, sind Symptome für eine Störung, die in der TCM „eiskalte Hände und Füße" heißt. Meist leiden ältere und schwächere Menschen daran. Wenn die Symptome in unregelmäßigen Abständen auftreten und von starken Schmerzen, einem bläu-

lichschwarzen Stuhl und kaltem Schweiß begleitet werden, so ist der Betroffene gewöhnlich von Spulwürmern befallen.

ABNORME HAUTFARBE

Die normale Handfläche ist hellrot oder rosa und sieht glänzend und glatt aus. Ist die Farbe dunkler oder heller, müssen wir mit einer Erkrankung rechnen.

1. BLASSES WEISS

Eine blasse Handfläche deutet auf eine Lungenkrankheit, eine Entzündung, Anämie oder eine innere Blutung hin.

2. BLAU

Eine blaue Handfläche ist meist ein Zeichen für Darmverstopfung.

3. GRÜN

Ist die Handfläche dunkelgrün, so liegt meist eine Durchblutungsstörung vor. Helleres Grün ist ein Hinweis auf Anämie oder eine Störung der Milz und/oder des Magens.

4. GELB

Eine teigig-gelbe Handfläche läßt auf eine chronische Krankheit schließen, die den Magen und die Milz schädigt. Gelb ist die Farbe der Erde, und Milz und Magen sind der Erde zugeordnet. In diesem Fall sind beide Organe schwach. Ein helles Goldgelb geht oft mit Leberkrankheiten und Gelbsucht einher; dann sind Leber und Gallenblase feucht und heiß. Ist die Haut verdickt, steif und trocken und sieht hellgelb, glänzend und glatt aus, so liegt eine Keratose (Verhornungsstörung) vor. Diese Krankheit wird vererbt und bricht meist in der Kindheit aus. Eine gelblichbraune Haut ohne Glanz kann ein Indiz für Krebs sein.

5. ROT

Eine Handfläche mit roten Kapillaren, die wie ein Netz aussehen, ist häufig die Folge von Vitamin-C-Mangel. Ist die ganze Handfläche mit dunkelroten oder purpurnen Flecken bedeckt, liegt meist eine Leber-krankheit vor. Wenn sich rote Farbe in der Haut staut, vor allem an den Ballen, so ist eine Leberzirrhose oder Leberkrebs zu befürchten. Eine zunächst rote Handfläche, die allmählich ein dunkles Purpur annimmt, ist gewöhnlich ein Zeichen für eine sich verschlimmernde Herzkrank-heit. Eine stark gerötete Handfläche verrät eine Neigung zu Blutungen. Wenn die ganze Handfläche eines an Bluthochdruck leidenden Patien-ten die Farbe von Schwarztee hat, so droht eine Hirnblutung. Ist die Haut rot und samtig, besteht eine Neigung zu rheumatischem Fieber.

In der Chinesischen Medizin zeigt Rot Hitze an. Da es zahlreiche Ursachen und Arten von Hitze gibt, sind auch die Rotschattierungen verschieden. Wenn das Rot dunkler wird, geht die Hitze mit Stagnati-on einher.

6. PURPUR
Wenn das Gewebe unter der Haut purpurn (pflaumenfarben) aussieht, hat der Patient einen schweren infektiösen Schock erlitten.

7. GRAU
Dünne Flecken, die wie Zigarettenasche aussehen, sind ein Zeichen für eine Herzkrankheit, deren Ursache starkes Rauchen ist.

8. SCHWARZ
Eine schwarze Handfläche sehen wir oft bei Nierenkrankheiten. Wenn die Mitte der Hand bräunlichschwarz aussieht, liegt häufig eine Magen-Darm-Störung vor. Dunkles Purpur oder Schwarz vom Handgelenk bis zum Kleinfingerballen ist ein Zeichen für eine Krankheit im unteren Rük-ken. Manchmal erscheint die gleiche Farbe an der medialen Seite des Fußes und des Knöchels.

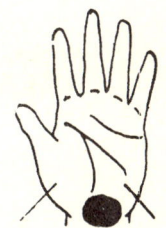

Daumenballen   Kleinfingerballen

DIE DICKE DER HANDFLÄCHE

Menschen mit einer starken, dicken Hand sind meist sehr energisch. Eine weiche, dünne Hand deutet auf Schwäche und Anfälligkeit für Krankheiten hin. Eine fette, schwache, schlaffe Hand verrät Mangel an *Qi*. Eine steife Hand bedeutet mangelnde Flexibilität. Eine dünne, harte Hand ist ein Hinweis auf ein krankes Verdauungssystem.

Wenn der Muskel des Kleinfingerballens und die Muskeln am Rand des kleinen Fingers verkümmert sind und die Haut glanzlos ist, so fehlt es meist an Körperflüssigkeiten. Diese Symptome treten oft bei chronischem Durchfall und Dysenterie auf.

In der TCM ist eine starke, robuste Hand ein Indiz für genügend *Qi* und Blut. Robuste, kräftige Menschen sind damit noch reichlicher ausgestattet. Eine dünne, schwache Handfläche zeigt Mangel an *Qi* und Blut an. Wenn das Fleisch schlaff und weich ist, wenngleich dick, fehlt *Qi* in der Milz.

Die Milz regiert das Fleisch und die Muskeln, und die Hand wird fleischig und rund, weil Milz und Magen sie ernähren und weil die Milz für die Zufuhr von Körperflüssigkeiten sorgt. Die Milz wird auch nachgeburtliche Himmelswurzel genannt, die *Qi* und Blut produziert. Darum verraten das Fleisch und die Muskeln eines Patienten viel über den allgemeinen Energiepegel, die Magen-Darm-Funktion und die Widerstandskraft.

DIE FEUCHTIGKEIT DER HANDFLÄCHE

Trockene Haut kann innere oder äußere Ursachen haben. Zu den ersteren gehören Chemikalien und Keime, mit denen wir zum Beispiel bei der Arbeit ständig in Kontakt kommen. Manche Menschen werden mit einer trockenen Haut geboren, andere sind anfällig für Kälte.

Da die Hautfeuchtigkeit mit den Nährstoffen des Blutes zusammenhängt und Frauen durch Menstruation, Schwangerschaft, Entbindung und Stillen Blut verlieren, haben sie oft eine trockenere Haut als Männer. Auch ein Rückgang der Blutbildung im Alter trocknet die Haut aus. Bei Kälte ziehen sich die Blutgefäße zusammen, und die Hände werden trocken, weil die Schweißproduktion nachläßt. Darum schält sich bei manchen Menschen die Haut im Winter, oder sie kann zu trocken werden.

Ängstlichkeit kann zu nervösen Reaktionen und dadurch zu feuchten Händen führen. Wenn die Milz schwach ist, werden die Handflächen ebenfalls abnorm feucht, weil das Organ die Körperflüssigkeiten nur noch unzureichend befördert und umwandelt, so daß sie sich im Fleisch ansammeln und es feucht machen. Das kommt vor allem bei Menschen mit blasser Haut und dicken, schlaffen Handflächen vor.

DIE ADERN

Manchmal treten die Adern der Handfläche ungewöhnlich klar hervor, besonders zwischen den Fingerknöcheln. Das ist ein Zeichen dafür, daß sich Kot im Dickdarm angesammelt hat. Die Ursache sind Hitze und Trockenheit. Meist hat der Betroffene Verstopfung und Hämorrhoiden. Wird die Verstopfung beseitigt und der Darm wieder ganz entleert, werden die Adern heller und verschwinden allmählich. Die Hämorrhoiden heilen ebenfalls aus.

Auch eine Rückwärtsneigung der Gebärmutter spiegelt sich in den Adern der Handfläche wider. Bei Patientinnen mit Rückenbeschwerden während der Menstruation, Müdigkeit, Ödemen und Schmerzen ist die Handfläche hellgrün, und man sieht ein grünliches Blutgefäß, meist an der radialen Seite der „Erdlinie" am proximalen Teil des rechten Daumenballens.

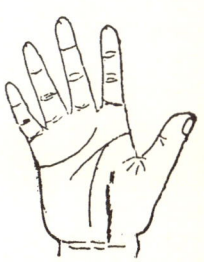

LINIEN

Im Chinesischen heißen die Linien auf der Handfläche *shou xian*. Wie wir noch sehen werden, stehen diese Linien in enger Verbindung mit der Gesundheit. Jede Linie gibt Auskunft über einen bestimmten *Qi*-Strom. Linien und der Ort, an dem sie auftreten, sagen also etwas über Krankheiten aus. Davon handelt das folgende Kapitel. Hier geht es um die wichtigsten Linien und Zeichen und ihre allgemeine Bedeutung.

TYPISCHE ZEICHEN UND LINIEN

1. STERNE
Dieses Zeichen besteht aus drei oder
vier kurzen Linien.

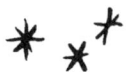

Sterne deuten meist auf Krämpfe in Organen
hin. Wenn sie am Ende einer Linie erscheinen, sind sie gewöhnlich ein Zeichen dafür, daß ein Organ erschöpft oder daß der *Qi*-Strom blockiert ist.

2. KREUZE
Dieses Zeichen besteht aus zwei kurzen Linien.

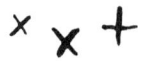

Kreuze sind ebenfalls ein Indiz für Krämpfe oder einen gestörten *Qi*-Strom.

3. INSELN
Hier teilt sich eine Linie in zwei
Linien, um sich später wieder zu
einer zu vereinigen.

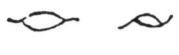

Inseln zeigen eine Teilung im Qi-Strom der zugeordneten Linie. Die Tatsache, daß die Linien sich wieder vereinen, deutet darauf hin, daß es sich hier um eine nur zeitweilige Störung handelt. Zum Beispiel könnte sie mit einem traumatischen Unfall verbunden sein, einer Zeit mit viel Streß oder einer kurzzeitigen Infektionskrankheit.

4. KETTEN

Dieses Zeichen besteht aus mehreren
Inseln oder aus parallelen Streifen.

Ketten lassen auf einen unterbrochenen Qi-Strom schließen. Terence
Dukes meint, die Ursache sei zuviel Feuer im Qi-Strom. Vom Stand-
punkt der westlichen Medizin aus deuten Ketten auf eine Störung der
Nervenimpulse hin, von denen die Organe abhängig sind.

5. RAUTEN

Dieses Zeichen wird von vier geraden
Linien gebildet. In der Chinesischen
Handdiagnostik heißt es „Brunnen“,
weil das Zeichen für „Brunnen“ so
geschrieben wird.

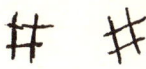

Gut geformte Rauten sind ein Hinweis auf bestimmte Organschwächen.

KAPITEL 6

BERGE UND LINIEN

Wie bereits erwähnt, gründet die Chinesische Fünf-Aspekte-Handdiagnostik zumindest teilweise auf der ayurvedischen und buddhistischen Handlesekunst und unterscheidet sich daher nicht grundlegend von der westlichen Chirologie, die von vier Elementen ausgeht. Die fünf Aspekte (*wu xing*) in der Chinesischen Medizin und Handdiagnostik – Holz, Feuer, Erde, Metall und Wasser – sind im wesentlichen Entsprechungen dieser Elemente. Die Chinesische Medizin teilt die Organe in Eingeweide (*zang*) und Därme (*fu*) ein.

Jeder Teil des Eingeweides ist *Yin* und mit einem Darm verbunden, der *yang* ist. Alle diese Paare werden einem der fünf Aspekte zugeordnet. Die verschiedenen Funktionen und Gewebe des Körpers sind sowohl mit einem Eingeweideteil und einem Darm als auch mit dem Aspekt dieses Organs oder Darms verbunden. Jeder Aspekt des Körpers drückt sich also in seinen entsprechenden Organen, physiologischen und pathologischen Funktionen, Geweben und gesunden oder ungesunden Substanzen aus.

Milz und Magen sind beispielsweise mit der Erde verbunden und sind die Wurzel des *Qi* sowie der Erzeugung und Umwandlung des Blutes. Außerdem regeln sie die Verdauung, die *Qi* und Blut erzeugt. Zudem steuern sie die Muskeln und das Fleisch und geben dem Körper seine gesunde, gerundete Form und den Muskeln Kraft. Die Erde wird also mit Verdauung, *Qi* und Blut sowie der Form und Kraft des Körpers assoziiert.

Nach diesem System ist jeder wichtige Berg (*shou qiu*) auf der Hand mit einem der fünf Sterne und dadurch mit den fünf Aspekten verbunden. Es gibt zwei Feuerberge (Feuer ist *huo*), einen Erdberg (*tu*), einen Bodenberg (*di*), Berge, die der Sonne (*tai yang*) und dem Mond (*tai yin*) zugeordnet sind, sowie Berge, die dem Holz (*mu*), dem Metall (*jin*) und dem Wasser (*shui*) zugeordnet sind. Für die Fünf-Aspekte-Handdiagnostik sind die kleinen und großen Beugelinien der Handfläche (*shou xian*) sehr wichtig. Es gibt mehr als ein Dutzend Linien und viele Abnormitäten, die jeweils ihre eigene medizinische Bedeutung haben. Auch diese Linien werden mit einem der fünf Aspekte assoziiert.

Jedes Zeichen auf der Handfläche ist einem Aspekt zugeordnet und kann sich auf Eingeweiden, Geweben oder Funktionen widerspiegeln, die ebenfalls mit diesem Aspekt verbunden sind. Die medizinische Bedeutung dieser Orte und Linien ist nicht nur von der Theorie des systematischen Zusammenhangs abgeleitet, sondern auch von klinischen Beobachtungen in der Neuzeit. Das ist einzigartig in der Handdiagnostik.

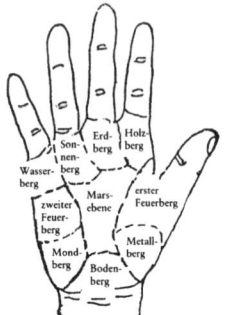

DIE FÜNF ASPEKTBERGE

1. DER HOLZBERG
Ort: Der Berg liegt an der Wurzel des Zeigefingers wie der Jupiterberg in der westlichen Chirologie.

Entsprechungen: Dieser Berg spiegelt den Zustand des Herzens und der Leber wider. Die Leber ist dem Aspekt Holz zugeordnet.

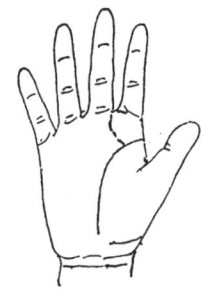

Bedeutung: Wenn dieser Berg auffällig hoch ist und sich darauf vereinzelte Linien befinden, besteht eine Neigung zu Krankheiten der Hirngefäße und des Herzens.

Erläuterung: Ein auffallend großer Berg deutet auf Erschöpfung oder Überfunktion eines Organs hin. Bei *Yang*-Überaktivität der Leber, aufsteigendem Leber-Feuer oder innerem Aufruhr des Leber-Winds können Bluthochdruck, innere Blutungen und sogar ein Schlaganfall die Folge sein. Da Leber/Holz nach dem Produktionszyklus der Chinesischen Fünf-Aspekte-Lehre die Mutter des Herzens/Feuers ist, kann die Mutter einen Überschuß an das Kind weitergeben. Darum stört eine überaktive Leber das ganze Herz- und Gefäßsystem und verursacht Herzkrankheiten und innere Blutungen.

Wenn eine Linie an der proximalen Querrille beginnt und im Saum zwischen Zeige- und Mittelfinger endet, also die distale Querrille unter der Wurzel des kleinen Fingers durchschneidet, besteht eine Neigung zu Magen-Darm-Krankheiten. Nach der TCM stört die Leber die Milz und den Magen.

2. DER ERDBERG

Ort: Der Berg liegt an der Wurzel des Mittelfingers wie der Saturnberg in der westlichen Chirologie.

Entsprechungen: Dieser Berg spiegelt die Funktion des Herz- und Gefäßsystems wider.

Bedeutung: Hervortretende, vereinzelte Linien sind ein Zeichen für Nervenkrankheiten, Hämorrhoiden, Ohren- und Zahnkrankheiten und Lähmungen.

Wenn sich eine Linie am oberen Teil der distalen Querrille bis hinauf zur Beugelinie an der Wurzel des Mittelfingers erstreckt und kurze Querlinien diese Linie durchtrennen, so spricht dies für einen schwachen Körper.

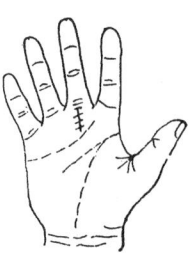

Wenn viele Linien den Erdberg und den Bereich an der Wurzel des Mittelfingers durchschneiden, liegt meist eine Krankheit im Brustkorb vor.

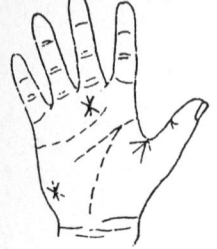

Ein Stern auf dem Erdberg deutet auf eine Neigung zu Bluthochdruck in einem bestimmten Alter hin. Befindet sich auf dem Mondberg ebenfalls ein Stern, so wird die Gefahr innerer Blutungen größer, und vorbeugende Maßnahmen sind zu empfehlen, solange der Patient sich ansonsten noch wohl fühlt.

3. DER SONNENBERG
Ort: Der Berg liegt an der Wurzel des Ringfingers wie der Sonnenberg in der westlichen Chirologie.

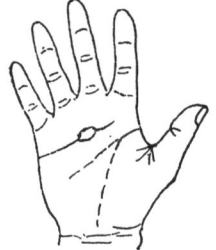

Entsprechungen: Vereinzelte Linien verraten eine Neigung zu Nervenschwäche, Aneurysma und Sehnervschwäche.

Eine Insel auf dem Sonnenberg oder auf der distalen Querrille spricht für schlechte Augen.

4. DER WASSERBERG
Ort: Der Berg liegt an der Wurzel des kleinen Fingers wie der Merkurberg in der westlichen Chirologie.

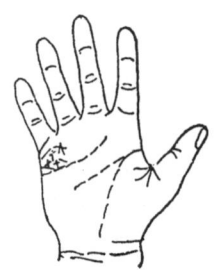

Entsprechungen: Dieser Berg ist vor allem mit den Fortpflanzungs- und Atemorganen verbunden.

Bedeutung: Vereinzelte Linien sind ein Indiz für Störungen der Fortpflanzungs- und Atemorgane.

5. Der erste Feuerberg

Ort: Der Berg liegt unter dem Holzberg wie der aktive Marsberg in der westlichen Chirologie.

Entsprechungen: Dieser Berg ist vor allem mit den Nieren verbunden. Darum spiegelt er den Zustand der Fortpflanzungsorgane und des Harntrakts wider.

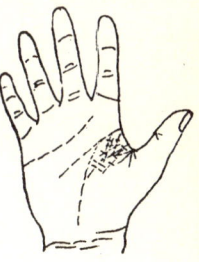

Bedeutung: Vereinzelte Linien lassen auf eine Anfälligkeit für Krankheiten der Fortpflanzungsorgane und des Harntrakts schließen.

6. Der zweite Feuerberg

Ort: Der Berg liegt unter dem Wasserberg wie der passive Marsberg in der westlichen Chirologie.

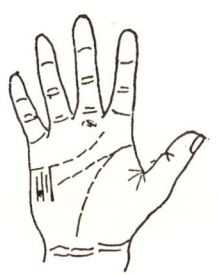

Entsprechungen: Dieser Berg ist vor allem mit den Lungen und dem Dickdarm verbunden.

Bedeutung: Viele gerade, senkrechte Linien auf dem zweiten Feuerberg sind ein Hinweis darauf, daß die Atemorgane schwach und anfällig für Infekte sind.

Ein Kreis auf diesem Mond verrät eine Neigung zu Augenkrankheiten.

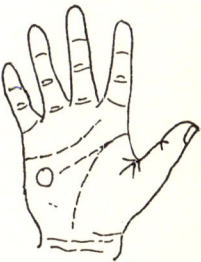

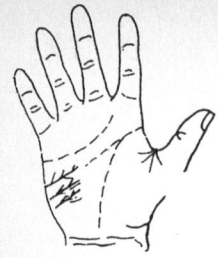

Dicke Querlinien, Äste von Querlini-
en oder mehrere Linien, die den
zweiten Feuerberg kreuzen, sprechen
für schwache Atemorgane.

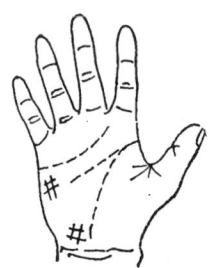

Gut geformte Linien auf diesem Berg oder
auf dem Mondberg spiegeln einen schwachen Dickdarm oder eine Anfälligkeit für
Infekte der Lungen oder des Dickdarms
wider. Im letzteren Fall können Durchfall
oder Kolitis die Folge sein.

7. DER MONDBERG:

Ort: Der Berg liegt unter dem zweiten Feuerberg wie der Mondberg in
der westlichen Chirologie.

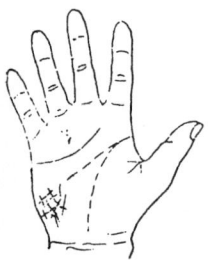

Entsprechungen: Dieser Berg ist vor allem
mit dem Nervensystem verbunden.

Bedeutung: Vereinzelte Linien weisen auf
Nieren- und Blasenkrankheiten, Nierenstei-
ne, schwaches Sehvermögen, Gicht, Anämie
und Frauenkrankheiten hin.

Eine tiefe, lange, senkrechte Linie, die von
einer Querlinie gekreuzt wird, ist ein Indiz
für schmerzhafte *Bi*-Krankheiten im Fuß.

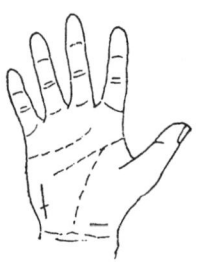

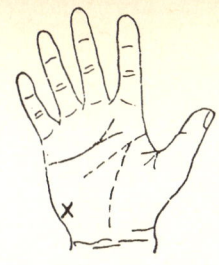

Ein dickes Kreuz und eine gegabelte distale Querlinie unter dem Zeigefinger verraten eine Neigung zu Gicht.

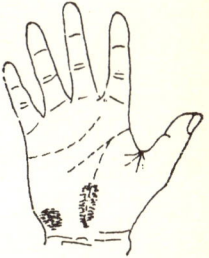

Wenn der Mondberg und die Erdlinie am Handgelenk schwarz sind, so besteht eine Anfälligkeit für Dysenterie und chronische Enteritis.

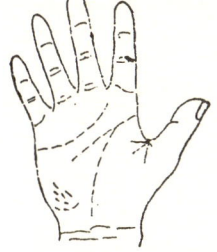

Schwarze Flecken sprechen für eine schwache Verdauung.

Senkrechte und waagrechte Linien, die in der Mitte dieses Berges oder auf seinem unteren Teil vereinzelte Quadrate bilden, lassen auf eine Neigung zu Nierenentzündung oder Diabetes schließen, bei einer Frau auf eine Krankheit der Gebärmutter.

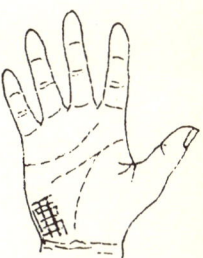

Sterne auf dem unteren Teil des Mondbergs sprechen für krankhafte Veränderungen im Harntrakt. Ist der Patient über das mittlere Alter hinaus, neigt er zu Diabetes.

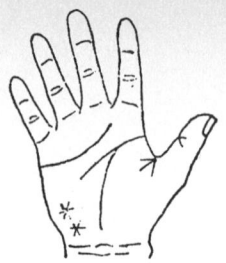

8. DER METALLBERG

Ort: Der Berg liegt unterhalb des Daumens und ist von der Erdlinie umgeben wie der Venusberg in der westlichen Chirologie.

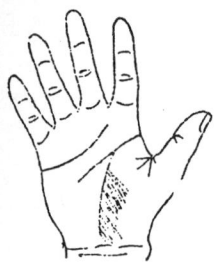

Entsprechungen: Dieser Berg ist vor allem mit der Milz und dem Verdauungssystem verbunden.

Bedeutung: Haarförmige Linien auf diesem Berg sprechen für eine Neigung zu Nervenkrankheiten und schwacher Vitalität. Die Ursache ist meist eine falsche Lebensweise.

Eine augenförmige Figur auf diesem Berg, die die Erdlinie berührt, weist auf eine persönliche Tragödie, Depressionen oder verlorenes Selbstvertrauen hin.

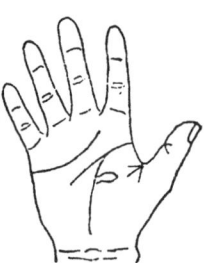

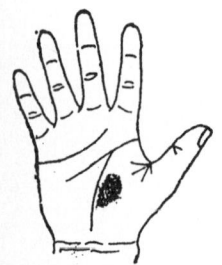

Eine wolkige, grünlichschwarze Verfärbung am unteren Teil des Metallbergs läßt auf ein schwaches Verdauungssystem schließen.

9. Der Bodenberg

Ort: Dieser Berg liegt auf dem unteren Teil der Handfläche, ebenso wie der Neptunberg in der westlichen Chirologie.

Entsprechungen: Dieser Berg steht mit den Fortpflanzungsorganen und den endokrinen Drüsen in Verbindung.

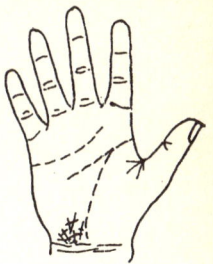

Bedeutung: Vereinzelte Linien auf diesem Berg sind ein Zeichen für eine ererbte schwache Konstitution oder eine Herzkrankheit.

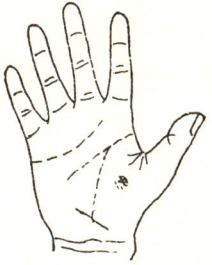

Eine schräge Linie, die sich vom unteren Teil der Erdlinie aus zum Bodenberg erstreckt, spricht für schwache Fortpflanzungsorgane oder Unfruchtbarkeit wegen fehlender Ovulation.

Auffällige blaue Adern, die vom Handgelenk nach oben laufen, lassen auf schwache Fortpflanzungsorgane und Störungen im Harntrakt -schließen.

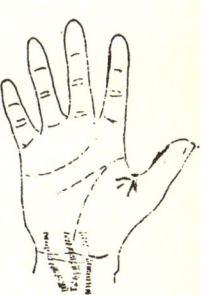

BEUGELINIEN

Die meisten Menschen denken an die Linien der Handfläche, wenn sie von Handlesen hören. Die Chinesische Handdiagnostik spricht von *shou wen xue*, dem Studium der Handlinien. Diese Beugelinien sind bei jedem Menschen einzigartig und verändern sich mit dem Gesundheitszustand und dem Alter. Sie liefern uns also viele Informationen über die Gesundheit eines Menschen und sein ganzes Leben.

Es gibt drei wichtige Beugelinien: die Erdlinie (im Westen die Lebenslinie), die Menschenlinie (im Westen die Kopflinie) und die Himmelslinie (im Westen die Herzlinie).

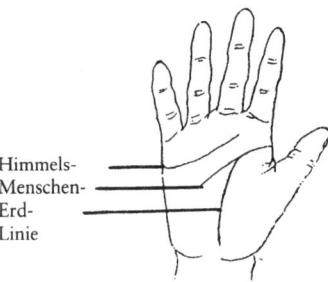

Himmels-
Menschen-
Erd-
Linie

Neben diesen Hauptlinien gibt es noch einige kleinere Linien: die Linie der Gesundheit, der Stauung, der Völlerei, des Geschlechts, des Saturn, der Sonne und der Inspiration sowie die Jadesäule. Sie alle sind mit den drei Hauptlinien verbunden.

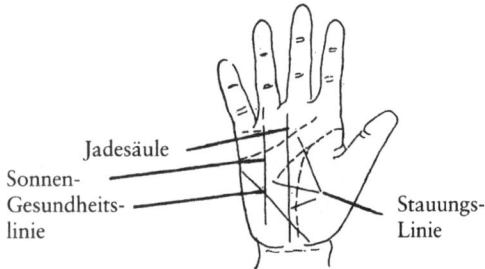

Jadesäule

Sonnen-
Gesundheits-
linie

Stauungs-
Linie

Die drei Hauptlinien

Nach der Chinesischen Handdiagnostik entsprechen die drei Hauptlinien den „drei Gliedern" (*san gang*) oder „drei Kräften" (*san cai*): Erde, Menschheit und Himmel. Verbindet man diese drei Kräfte mit den fünf Aspekten und sieben Planeten, spiegelt sich der gesamte chinesische Kosmos in der Handfläche wider. Die kosmologische Bedeutung der Handfläche wird noch offenkundiger, wenn man berücksichtigt, daß die vier Jahreszeiten und die zwölf Monate ebenfalls ihren Platz auf der Hand haben. Zudem sind alle diese Linien einem der fünf Aspekte zugeordnet.

1. Die Erdlinie

Ort: Die Erdlinie umgibt den Daumenballen; sie ist also die radiale, longitudinale Rille. Eine normale Erdlinie beginnt in den Wurzelfurchen des Zeigefingers und des Daumens; sie trennt also den Holzberg vom ersten Feuerberg und umkreist den Metallberg. In der westliche Chirologie heißt sie Lebenslinie.

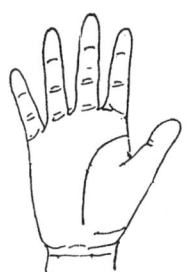

Entsprechungen: Diese wichtige Beugelinie spiegelt die Grundkonstitution, die Vitalität sowie Gesundheit und Krankheit wider. Da der Körper aus Erde besteht, verrät diese Linie, wieviel *Qi* vorhanden ist. Terence Dukes erläutert:

„Die Hauptaufgabe des Elements Erde besteht darin, die Energie des Körpers zu erhalten und zu harmonisieren, ihn vor Infekten zu schützen und ihn nach Verletzungen instandzusetzen."

Außerdem ist die Erdlinie ein Homunkulus des Körpers. Das erste Fünftel dieser Linie entspricht dem Kopf, das zweite dem Hals und den Schultern, das dritte dem Brustkorb und dem Oberbauch, das vierte dem Unterbauch und das fünfte den Beinen.

Bedeutung: Wenn der Ausgangspunkt der Linie normal ist, sind *Yin* und *yang* im Körper ausgewogen und die Gefühle gesund.

Liegt der Anfang zu hoch, ist das *Qi* der Gallenblase und der Leber zu stark. In der TCM ist die Gallenblase der Sitz der Entscheidung. Dennoch ist der Körper im wesentlichen gesund.

Liegt der Ausgangspunkt zu tief, mangelt es dem Körper an Vitalität und Zähigkeit.

Die Erdlinie umkreist den Metallberg. Wenn dieser gut entwickelt ist, tritt die Erdlinie sehr klar hervor und bildet eine große Mondsichel. Wenn die Mitte dieses Bogens sich zur zentralen Linie erstreckt (man findet sie, wenn man eine Linie von der Mitte des Mittelfingers nach unten verlängert), so verspricht dies Gesundheit und ein langes Leben.

Ist die Amplitude des Bogens flach und erstreckt sein mittlerer Teil sich nicht bis ins Zentrum der Hand, so ist dies ein Zeichen für eine schwache Konstitution. Bei beiden Geschlechtern besteht in diesem Fall eine Neigung zu Unfruchtbarkeit.

Oft wird die Erdlinie auch Lebens- linie genannt. Sie sollte lang, tief, klar und ununterbrochen sein, ihre Umgebung groß, breit, rötlich und frei von Unreinheiten. Das alles sind Zeichen für eine gute Gesundheit.

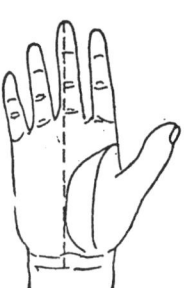

Verläuft die Erdlinie zum Mondberg, so mangelt es dem Körper an Energie und Vitalität, und es besteht eine Anfälligkeit für Frauenkrank- heiten und Unfruchtbarkeit.

Wie bereits erwähnt, spricht eine dicke, tiefe Erdlinie für einen kräf- tigen, gesunden Körper, besonders wenn die Linie auf beiden Händen so ausgeprägt ist.

Wenn die Zeichen auf der Handfläche regelmäßig sind und die Erdlinie
allmählich verschwindet, so läßt dies
auf einen sehr gesunden Körper
schließen. Sollte die Linie jedoch
plötzlich abbrechen, besteht eine
Neigung zu inneren Blutungen, auch
im Gehirn.

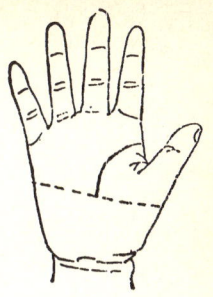

Sieht die Erdlinie im Vergleich zu den anderen Hauptlinien dünn aus,
so spricht dies für schlechte Gesundheit und Schwäche.

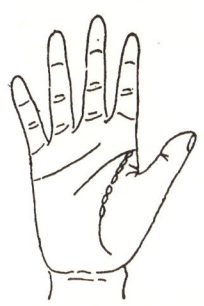

Wenn die Erdlinie einer Kette gleicht,
ist die Konstitution ebenfalls schwach,
und es ist mit chronischen Krankheiten des Magen-Darm-Trakts zu
rechnen. Wenn nur der obere Teil der
Linie wie eine Kette aussieht, läßt dies
auf Krankheit in der Kindheit und
Jugend schließen. Ist nur der unter
Teil der Linie einer Kette ähnlich, so
ist dies ein Indiz für Krankheit im
späteren Alter.

Sieht die Erdlinie wie ein Seil aus, so
ist der Körper schwach und es
besteht eine Neigung zu Nervosität.
Wer dieses Zeichen aufweist, ist in
der Öffentlichkeit meist schüchtern
oder gar sprachlos und reagiert selbst
auf kleine Beschwerden ungewöhnlich heftig.

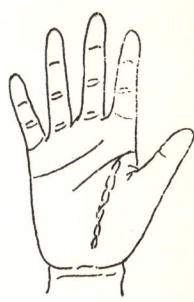

Wenn wir die Erdlinie untersuchen, müssen wir dies an beiden Händen tun. Die linke Hand symbolisiert die Erbanlagen; wenn ihre Linien ausgeprägter sind als die der rechten Hand, ist die Ursache in der Lebensweise, in der Umwelt, im Beruf oder in der Ernährung zu finden. Wenn Fehler in diesem Bereich beseitigt werden, verbessert sich auch das Erscheinungsbild der rechten Erdlinie.

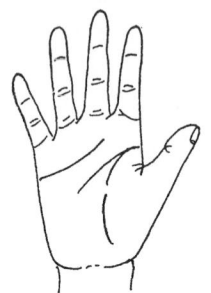

Eine unterbrochene Erdlinie ist unabhängig von ihrer Form ein schlechtes Zeichen. Wenn der Bruch nur an einer Hand zu sehen ist, so ist die Gefahr geringer; erscheint er jedoch an beiden Händen, ist der Patient anfällig für Krankheiten.

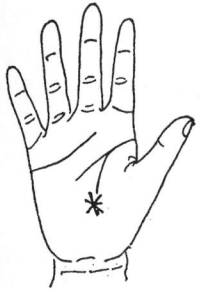

Ein Stern in einer Bruchstelle steht für eine plötzliche Erkrankung.

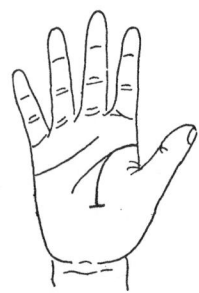

Wird die Erdlinie breiter, liegt häufig eine Dysenterie oder Fehlernährung vor. Wenn eine waagrechte Linie die Bruchstelle schneidet, so ist dies ein Hinweis auf eine drohende Krankheit, vor allem wenn dieses Zeichen auf beiden Händen zu sehen ist.

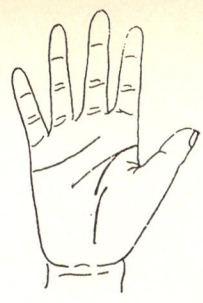

Wenn eine andere Linie die gebroche-
ne Erdlinie überlappt und fortsetzt,
so ist keine schwere Krankheit zu
befürchten.

Eine Insel auf der Erdlinie ist meist ein
Zeichen für Hämorrhoiden und
innere Blutungen. Auch eine Operation oder ein Schock kommen als
Ursachen in Betracht. Im letzteren Fall
spricht die Insel für eine Genesung.

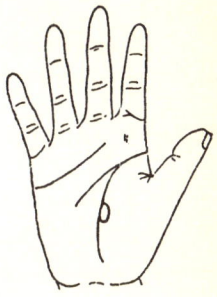

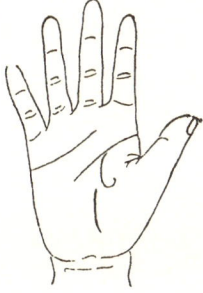

Krümmt die Erdlinie sich plötzlich
nach innen, so ist dies ein Hinweis
auf eine drohende akute Krankheit,
vor allem wenn dieses Zeichen an
beiden Händen zu sehen ist. Setzt die
Linie sich jedoch nach dem „Haken"
fort, ist die Gefahr geringer.

Wenn die Erdlinie kleine Bruchstellen
aufweist, so ist dies ein Indiz für
körperliche Schwäche, die zu einer
chronischen Krankheit mit vielen
Rückfällen führen kann. Setzt die
Linie sich jedoch immer wieder fort,
ist eine Genesung möglich.

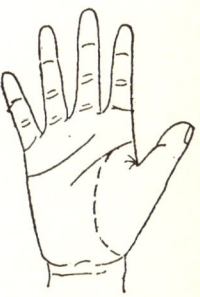

Besteht die Erdlinie aus einer Reihe von miteinander verbundenen Inseln, leidet der Patient meist an einer chronischen Krankheit. Wenn dieses Zeichen nur an der linken Hand zu sehen ist, liegt eine ererbte körperliche Schwäche vor. Tritt es an beiden Händen auf, müssen wir mit einer chronischen Krankheit der Atemorgane rechnen.

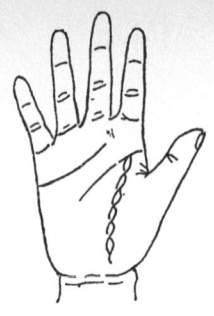

Inseln hängen auch eng mit Krebs zusammen. Wenn eine Insel sich am Beginn der Erdlinie befindet, so ist mit Nasenrachen- oder Kehlkopfkrebs zu rechnen. Tritt sie in der Mitte der Erdlinie auf, weist sie gewöhnlich auf Lungen–, Brust- oder Magenkrebs hin. Wenn sie am Ende der Erdlinie erscheint, ist sie bei Männern ein Hinweis auf Prostatakrebs, bei Frauen auf Gebärmutterkrebs. Diese Indizien müssen allerdings diagnostisch bestätigt werden.

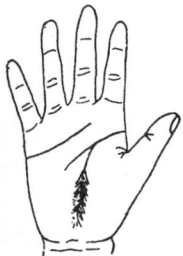

Eine Quaste am Ende der Erdlinie spricht für Emotionalität, übertriebene Ängstlichkeit und Qi-Stau. Sie ist außerdem ein Zeichen für einen schwachen Körper, Qi-Mangel und schnelle Ermüdbarkeit.

Ungewöhnlich viele unfruchtbare Frauen haben am Ende der Erdlinie ein Zeichen, das einem Haar oder einer Baumwurzel ähnelt. Weitere Zeichen sind ein kurzer kleiner Finger mit besonders kurzem und kleinem Mittelglied sowie eine krumme Fingerspitze und eine flache, helle Geschlechtslinie. Außerdem ist der Wasserberg bei diesen Frauen klein und hat vereinzelte Linien, und auf dem ebenfalls kleinen Bodenberg ist eine blaue Vene erkennbar. Auch unterbrochene, vereinzelte Linien am Handgelenk und eine tiefe, waagrechte Linie, die das Ende der Erdlinie durchschneidet, sprechen für Unfruchtbarkeit.

Haare an einer Seite des unteren Teils
der Erdlinie sprechen für körperliche
Schwäche und Neigung zu Müdigkeit.

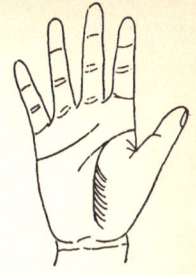

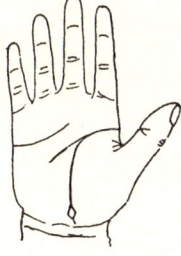

Eine Insel am Ende der Erdlinie weist
auf eine chronische Krankheit im
Alter hin.

Wenn die Erdlinie sich am unteren
Ende gabelt und ein Ast zur proximalen Querlinie verläuft und dort
einen Stern bildet, sind die Fortpflanzungsorgane geschwächt. Sollte
dieses Zeichen während der Schwangerschaft auftauchen, müssen die
Lage des Fetus und der Blutdruck der
Mutter oft überprüft werden, um
einer Fehlgeburt vorzubeugen.

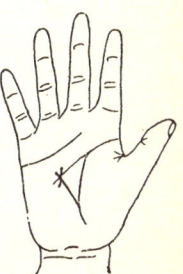

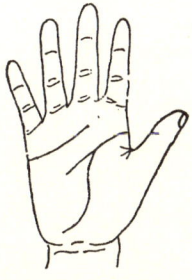

Wenn der Anfang der Erdlinie bei
einer Frau normal ist, die Linie sich
aber in der Mitte zum Mondberg hin
krümmt, liegt eine gynäkologische
Krankheit vor.

Krümmt sich das Ende der Erdlinie zum Mondberg und ähneln die Himmelslinie und die proximale Querlinie einer Kette, so ist der Körper meist schwach.

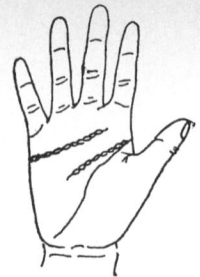

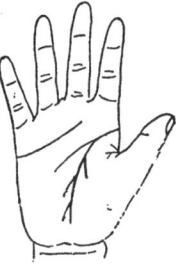

Ist die Erdlinie bei einem Kind kettenförmig und befindet sich darauf ein Stern, so leidet das Kind an angeborener Schwäche. Es hat Mühe aufzustehen und neigt zu Hautkrankheiten.

Wenn die Erdlinie sich in der Mitte mehrere Male gabelt, droht eine Krankheit.

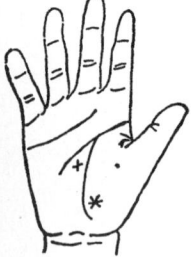

Ein Kreuz und ein Stern neben der Erdlinie verraten schlechte Gesundheit.

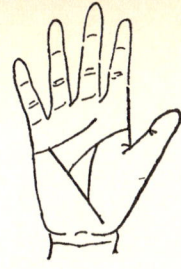

Verbindet die Gesundheitslinie sich mit der Erdlinie, besteht eine Neigung zu Herzkrankheiten und Krankheiten der Hirngefäße. Vom mittleren Alter an wird dieses Zeichen bedeutsamer.

Wenn sich zwei parallele Gesundheitslinien mit der Erdlinie verbinden und sich dann nach oben zum kleinen Finger wenden, so ist dies ein Zeichen für eine chaotische Lebensweise, Zigaretten-, Alkohol- oder Drogenabhängigkeit oder sexuelle Ausschweifung, die die Gesundheit schädigt.

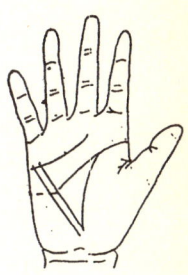

Viele kleine Flecken auf der Erdlinie und ein Rückgang der Körperkraft und der Vitalität lassen auf eine bevorstehende Krankheit schließen. Deutliche rote Flecken kündigen Fieber an. Bei akuter Lungenentzündung können grüne Flecken auftreten, bei Nährstoffmangel, den Parasiten hervorgerufen haben, erscheinen schwarze Flecken. Ist die Erdlinie kurz und endet während einer Krankheit mit einem Fleck, so ist die Prognose meist ungünstig.

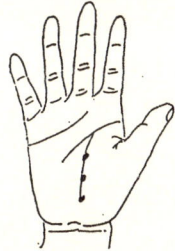

Ein Kreuz an der Erdlinie ist gewöhnlich ein Zeichen für ein schwaches Immunsystem und eine bevorstehende Krankheit. Erscheint ein Kreuz am Ende der Erdlinie, so ist die Prognose in der Regel ungünstig.

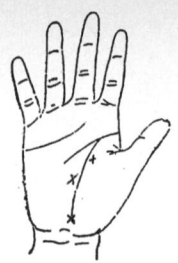

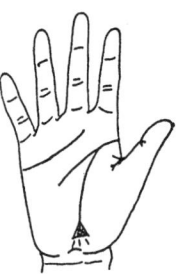

Ein Stern auf der Erdlinie und auf der Himmelslinie verrät eine Anfälligkeit für Luftröhren- und Lungenkrankheiten. Wenn ein Teil der Himmelslinie zugleich kettenförmig ist, spricht dies für eine ernste Krankheit. Ist die Himmelslinie vollständig und gerade, wird die Krankheit weniger schwer.

Wenn das Ende der Erdlinie von vereinzelten Dreiecken umgeben ist, ist eine Angiokardiopathie im Alter zu befürchten.

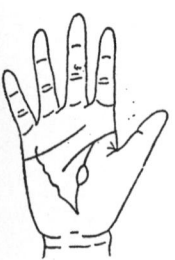

Eine Insel auf der Erdlinie und eine Gesundheitslinie, die einer kriechenden Schlange gleicht, sprechen für eine abnorme Gallensekretion und eine Erkrankung der Gallenblase. Der Patient muß besser auf seine Ernährung achten. Er sollte leicht verdauliche Speisen essen und fette, ölige Speisen (z. B. rotes Fleisch, Gewürze, Alkohol) meiden.

Wenn sich auf der Erdlinie eine Insel
befindet und der Mondberg grünlich
aussieht, sind die Nieren geschwächt
und es besteht eine Neigung zu
Krankheiten des Harntrakts und der
Fortpflanzungsorgane.

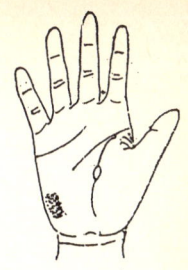

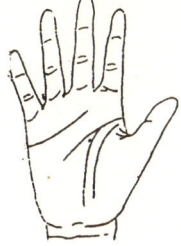

Eine Parallele an der Innenseite der
Erdlinie spricht für genügend gutes
Qi und einen kräftigen Körper. Die
westliche Chirologie nennt dieses
Zeichen „doppelte Lebenslinie".

Eine dicke Linie, die sich von der
Innenseite der Erdlinie zum Mondberg erstreckt, läßt auf eine Neigung
zu Nieren- und Lungenkrankheiten
schließen. Die TCM zählt auch
Störungen der Fortpflanzungsorgane
zu den Nierenkrankheiten.

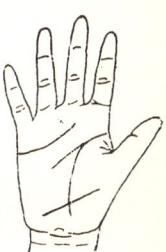

Wenn andere Linien in den
ersten Teil der Erdlinie münden und viele Inseln vorhanden
sind, liegt meist eine Anfälligkeit für Tuberkulose und
andere chronische Lungen-
krankheiten vor.

Eine große Öffnung am Ende
der Erdlinie ist meist ein Zeichen für *feng shi*. Das bedeutet
„Wind und Feuchtigkeit", also
rheumatische Beschwerden.

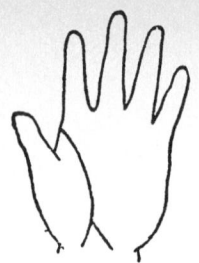

Dreiecke am Ende der Erdlinie
oder ein Kreuz in der Mitte der
Handfläche sind gewöhnlich
ein Indiz für Herzkrankheiten.

Wenn die Erdlinie keine Bogenform
hat, sondern fast senkrecht abfällt
oder einer Welle gleicht, kann Diabetes vorliegen.

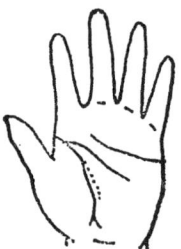

Eine wellenförmige Erdlinie kann
auch auf ein schwaches Herz- und
Gefäßsystem hindeuten. In diesem
Fall besteht die Gefahr eines Myo-
kardinfarkts und/oder einer Arteriosklerose.

Wenn die Erdlinie hell und flach ist und die drei Hauptlinien braune Klümpchen haben, die ihre Farbe nicht ändern, wenn man darauf drückt, besteht der Verdacht auf Gehirnblutungen.

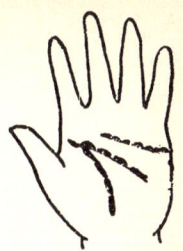

Eine bläulichgrüne oder weiße Erdlinie läßt auf körperliche Schwäche, Anämie oder Blutstau schließen. Ist die Erdlinie grün, können auch die Verdauung und die Resorption von Nährstoffen gestört sein. Wenn die untere Hälfte der Linie schwarz ist, ist mit Parasiten zu rechnen. Eine purpurne Erdlinie verrät eine Viruserkrankung oder Syphilis, einekräftige, dunkle rötlichpurpurne Linie spricht für zuviel Feuer in der Leber. Beachten Sie, daß die Erdlinie ein vielseitiges Instrument ist. Sie zeigt das Alter an, in dem eine Krankheit auftritt; dabei steht der obere Teil für die Jugend, der untere für das Alter. Außerdem symbolisiert sie die Wirbelsäule und den Verdauungstrakt und gibt die erkrankte Stelle an. Und schließlich kann diese Linie ein Indikator für die Gesundheit und die Vitalität sein. Was die Erdlinie zeigt, hängt von der Lebensgeschichte und dem Zustand des Patienten ab. Sie müssen also bei der Deutung flexibel sein und in jedem Fall die Umstände sowie andere Zeichen und Symptome berücksichtigen.

2. DIE MENSCHENLINIE

Ort: Normalerweise befindet sich die Menschenlinie in der Mitte der Handfläche – sie ist die proximale Querlinie. Sie beginnt unter dem Holzberg und oberhalb des ersten Feuerbergs und bildet dann eine Kurve nach unten. Krümmung und Länge der Linie sind jedoch unterschiedlich. Die Linie sollte dick, kräftig, lang, klar und vollständig sein, eine gesunde, frische Farbe haben und sich leicht nach oben krümmen.

Am Ende des Bogens in der Mitte der Hand kann sie einige Äste haben, die auf Krankheiten im Alter hinweisen. In der westlichen Chirologie heißt diese Linie Kopflinie; in der Fünf-Aspekte-Handdiagnostik gilt sie als wichtigste Holzlinie.

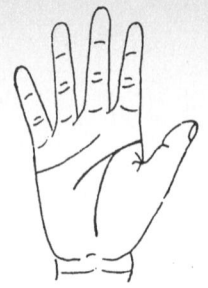

Entsprechungen: Diese Linie ist eng mit dem Gehirn und dem Nervensystem verbunden. Darum heißt sie im Westen Kopflinie und in China auch Hirnlinie. Sie gibt vor allem Auskunft über die Vitalität und Gesundheit der Nerven und über die Intelligenz. Außerdem hängt sie mit Augen, Ohren, der Nase und dem Hals zusammen.

Bedeutung: Eine normale Menschenlinie spricht für Gesundheit, Vitalität und Fröhlichkeit. Bei Intellektuellen krümmt sie sich oft weit nach unten. Ist sie dagegen flach und gerade, verrät sie einen engeren, materiell denkenden Geist.
Wenn die Linie bis zum Mondberg reicht, so läßt dies auf physiologische Schwäche und Mangel an *Qi* schließen.

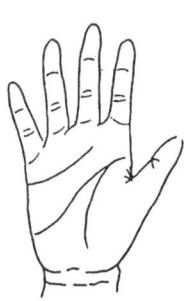

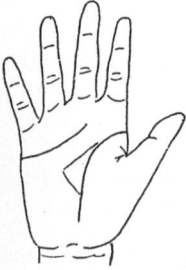

Eine extrem kurze Menschenlinie ist ein Zeichen für *Qi*-Mangel, Faulheit und fehlenden Ehrgeiz.
Eine extrem flache und schwache Menschenlinie nahe der Erdlinie spricht ebenfalls für *Qi*-Mangel und für eine Neigung zu Kopfschmerzen und Benommenheit.

Wenn die Linie flach und gerade ist und von der Erdlinie einen großen Abstand hat, ist der Patient zu unverblümt und hat wenig Humor.

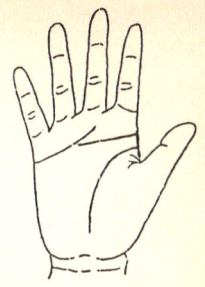

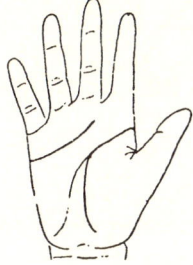

Eine dünne Menschenlinie, die bis zum Mond- oder Bodenberg reicht und lange parallel zur Erdlinie verläuft, ist ein Indiz für Mangel an Vitalität und schwache Nerven. Der Patient ist überempfindlich, z. B. gegen laute Geräusche oder Licht.

Sind Menschen- und Gesundheitslinie wellenförmig, besteht eine Neigung zu Hirnkrankheiten. Außerdem ist der Patient wenig vital, ungeduldig und unentschlossen.

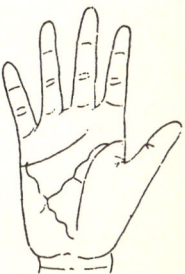

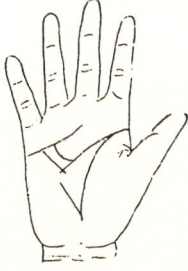

Wenn ein Ast von der Menschenlinie zur Himmelslinie reicht und die Gesundheitslinie sich im unteren Teil der Hand mit der Erdlinie vereinigt, droht im höheren Alter Bluthochdruck, der zu Blutungen führt.

Eine Menschenlinie, die bis zum
Mondberg reicht, und ein Stern auf
dem Mittelglied des Zeigefingers
verraten eine Neigung zu Geistes-
krankheiten oder Nervenstörungen.

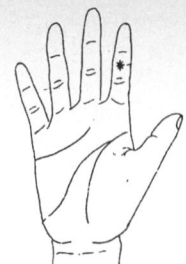

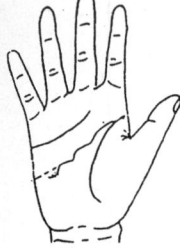

Ist die Menschenlinie wellenförmig, droht eine Nervenkrankheit.

Wenn die Menschenlinie unterschiedlich breit oder zu dick und zweige-
teilt ist, liegen meist Hirnblutungen
vor. Eine schwache Linie ist ein
klarer Hinweis auf eine Hirn- oder
Nervenkrankheit. Fehlt die Linie
oder ist sie kaum sichtbar, so läßt
dies auf geringe Intelligenz schließen.

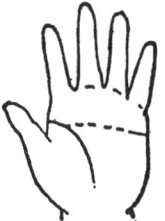

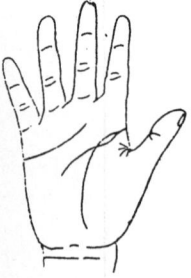

Eine ausgeprägte Insel am Zusam-
menfluß der Menschen- und der
Erdlinie läßt auf schlechte Ernährung
in der Kindheit schließen.

Eine Insel auf der Menschenlinie
unterhalb des Mittelfingers, die die
Jadesäule nicht erreicht, deutet auf
Nervenschwäche hin, deren Ursache
geistige und körperliche Erschöpfung
ist.

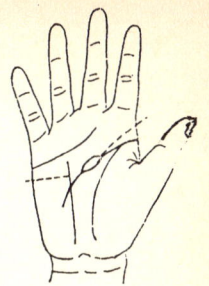

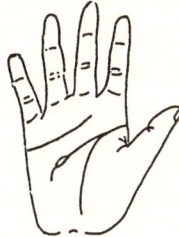

Eine Insel auf der Menschenlinie
unterhalb des Ringfingers spricht für
übersteigerte geistige Aktivität, einen
schwachen Sehnerv und Erschöpfung
der Augen. Im höheren Alter besteht
eine Neigung zu Star.

Wenn die Menschenlinie unter dem
Ringfinger in einer großen Insel
endet, sind die Hirnnerven geschädigt. Verbindet sich zudem die
Erdlinie mit der Gesundheitslinie,
sind die Hirngefäße erkrankt.

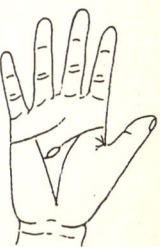

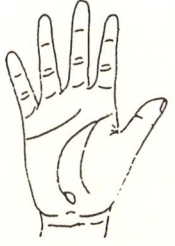

Eine dünne Menschenlinie, die bis
zum Mond- oder Bodenberg reicht
und in einer Insel endet, verrät
Ungeselligkeit und Nervosität.

Eine kettenförmige Menschenlinie
deutet auf Nervenstörungen, Mangel
an Zähigkeit und Unbeständigkeit
hin. Wenn mehrere Querlinien die
Erdlinie schneiden, sind die Atemorgane schwach, und die Vitalkapazität
ist gering.

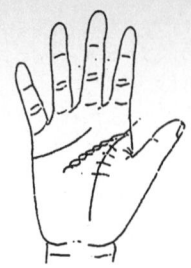

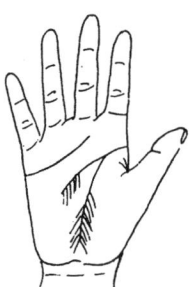

Hat die Menschenlinie ausgeprägte
Kreuze, so liegen seelische Instabili-
tät, Mangel an *Qi*, eine schwache
Gallenblase und Ängstlichkeit vor.

Quasten an der Menschen- und
Erdlinie weisen auf körperliche
Schwäche hin.

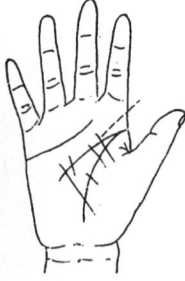

Vereinzelte Linien in der Mitte der
Handfläche mit vielen Linien, welche
die Menschen- und die Erdlinie
kreuzen, sprechen für Nervosität, bei
Kindern für Bettnässen.

Eine kurze, helle Menschenlinie zeigt, daß das Verdauungssystem schwach ist. Beginnt die Linie an der Handkante, so heißt sie Sidneylinie, weil sie in den siebziger Jahren in dieser Stadt entdeckt wurde. Sie deutet auf Leukämie und andere Krebsarten hin.

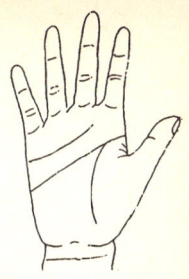

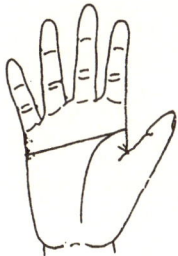

Wenn Menschen- und Himmelslinie sich vereinigen, sprechen wir von einer siamesischen Linie. Manche Gelehrte halten es für ein Symptom der angeborenen Aplasie. Eine sehr klare und vollständige Linie spricht für gute Gesundheit, eine unterbrochene für gesundheitliche und seelische Schwäche.

Wenn Querlinien den letzten Teil der Menschen- und Erdlinie kreuzen, kann eine Lungenkrankheit vorliegen.

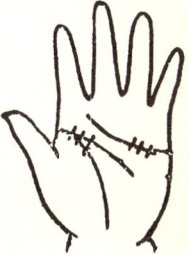

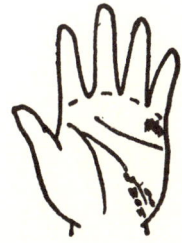

Wenn die Menschenlinie bis zum Kleinfingerballen reicht und von vielen Querlinien durchtrennt wird und wenn gleichzeitig an der Wurzel des kleinen Fingers viele Längslinien erscheinen, liegt eine Neigung zu Zystitis vor.

Eine Menschenlinie, die sich zum
Daumen hin krümmt, ist ein Indiz
für Geisteskrankheit.

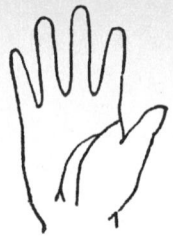

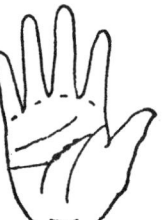

Viele kleine Inseln auf der Menschenlinie sprechen für eine Krankheit des
Gehirns.

Farben auf der Menschenlinie haben
eine bestimmte Bedeutung. Schwarze
Tupfen oder Flecke warnen vor einem
Hirntumor.

Ein trockenes, kräftiges Rot verrät eine Neigung zu Bluthochdruck
und Blutmangel im Gehirn. Eine grünlichweiße Farbe kennzeichnet
Qi-Mangel und körperliche Schwäche.

Wenn eine blasse Menschenlinie mit schwarzen Tupfen einen Ast
hat, der bis zum Anfang der Erdlinie reicht, so ist dies ein Zeichen für
eine Erkrankung der Hirngefäße. Kopfschmerzen treten in diesem Fall
häufig auf. Meist enthüllt die Menschenlinie Krankheiten, die erblich
bedingt sind.

3. Die Himmelslinie

Ort: Eine gesunde Himmelslinie beginnt an der ulnaren Seite der Handfläche unterhalb des Wasserberges, der seinerseits unter dem kleinen
Finger liegt. Dann verläuft sie unterhalb des Sonnen- und des Mondberges
quer über die Handfläche. Manchmal ist sie fast horizontal, bisweilen
krümmt sie sich nach oben und endet zwischen Erd- und Holzberg.

Sie ist also die distale Querlinie. Sie sollte lang, tief und klar sein und eine frische, gesunde Farbe haben. Einige Äste sollten nach unten wachsen und sich verzweigen. In der westlichen Chirologie heißt diese Linie Herzlinie, in der Fünf-Aspekte-Handdiagnostik ist sie die wichtigste Wasserlinie.

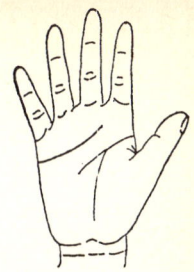

Entsprechungen: die Himmelslinie spiegelt die körperliche und seelische Verfassung wider. Sie ist mit dem Element Wasser verbunden und daher mit allen Körperflüssigkeiten, die *Yin* sind. Ihre Beziehung zum Blut macht sie auch zur Herzlinie, da das Blut das Herz nährt und den im Herzen wohnenden Geist beruhigt. Nach der TCM steuert das Herz sowohl die seelischen und geistigen Aktivitäten als auch den Blutkreislauf, und darum gibt diese Linie Auskunft über das seelisch-geistige Wohlbefinden und die Gesundheit des Herzens und der Blutgefäße. Terence Dukes und die westliche Medizin sehen in dieser Linie einen Spiegel der parasympathischen Abläufe.

Bedeutung: Eine normale Himmelslinie symbolisiert eine gefühlvolle Persönlichkeit, erfülltes Liebesleben und ein gesundes Herz.

Wenn die Himmelslinie in winzige Teile gespalten ist oder aus vereinzelten oder kettenförmigen Linien besteht oder gewellt ist, so besteht eine Neigung zu Krankheiten des Herzens und der Hirngefäße. Menschen mit einer solchen Linie sind oft unentschlossen und unbeständig.

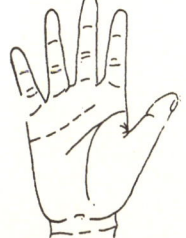
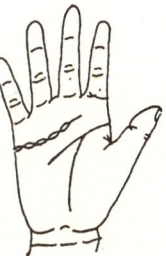
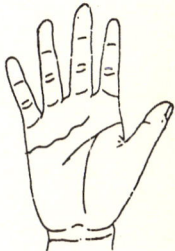

Viele Haare unterhalb der Himmelslinie weisen auf Krankheiten der
Herz- und Hirngefäße hin.

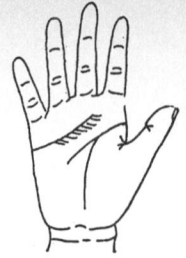

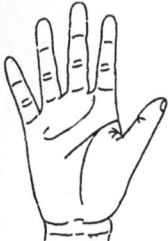

Wenn die Himmelslinie sich unterhalb des kleinen Fingers oder des
Ringfingers nicht bis zur Handkante
fortsetzt, sondern sich nach oben
krümmt, besteht eine Anfälligkeit für
Herzkrankheiten.

Wenn zwei kurze, gerade, ausgepräg-
te Linien die Himmelslinie unter dem
Ringfinger schneiden, liegt meist
Bluthochdruck vor.

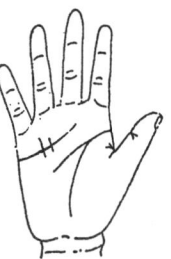

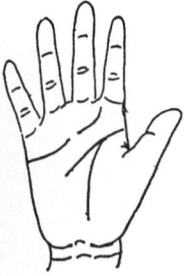

Weist die Himmelslinie zwischen
Mittel- und Ringfinger eine große
Lücke auf, so ist dies ein Zeichen für
eine Krankheit des Kreislaufs oder
der Atemorgane.

Eine große Lücke unter dem kleinen
Finger läßt auf eine Leberstörung
schließen.

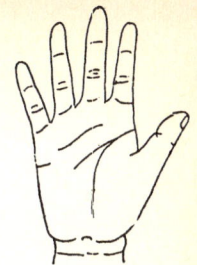

Wenn viele kurze, gerade Linien die
Himmelslinie schneiden, ist die
Gesundheit schlecht. Der Patient
sollte vorbeugende Maßnahmen
treffen, um Leber und Herz zu
schützen.

Inseln auf der Himmelslinie sind ein
Indiz für eine Störung des Sehnervs
oder für ein Aneurysma.

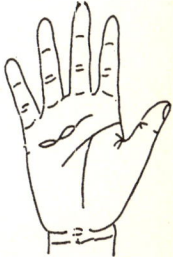

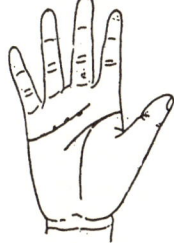

Schwarze Tupfen auf der Himmelslinie sprechen für Herzschwäche und
Herzrhythmusstörungen.

Wenn die drei Hauptlinien am selben Punkt beginnen und die kurze Himmelslinie mit einem Stern endet, droht eine plötzliche schwere Krankheit.

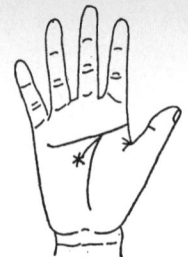

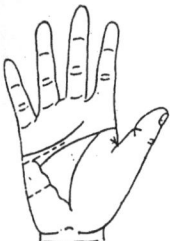

Die Chinesische Handdiagnostik nennt die Lücke zwischen Himmelslinie und Menschenlinie „rechteckigen Vorhof" (*fang-ting*). Ein enger Hof und eine wellenförmige Gesundheitslinie lassen auf einen Mangel an gutem *Qi* und eine Anfälligkeit für Infekte schließen.

Zwei Streifen an der ulnaren Seite der Himmelslinie sind meist ein Indiz für Gicht.

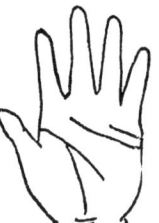

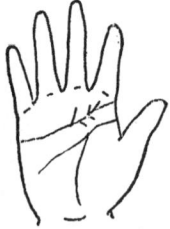

Wenn der erste Teil der Himmelslinie einem Gerippe gleicht, kann Lungentuberkulose vorliegen.

Wenn die Himmelslinie hell ist und wie eine verdrehte Welle aussieht, die von Querlinien geschnitten wird (Nr. 1) oder wenn einige schräge Linien die Himmelslinie mit der Menschenlinie verbinden (Nr. 2), ist eine Herzkrankheit zu befürchten.

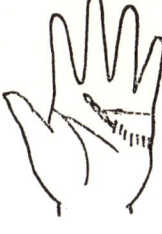

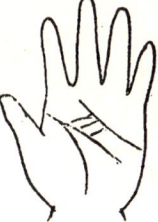

Nr. 1   *Nr. 2*

Längslinien an der Himmelslinie verraten eine Anfälligkeit für Laryngopharyngitis und Kehlkopfkrebs.

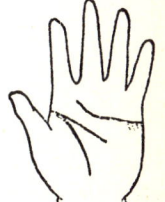

Eine besonders lange Himmelslinie ist ein Hinweis auf Störungen des Magen-Darm-Trakts.
Kleine Inseln auf der Himmelslinie sind meist ein Zeichen für Nervenschwäche.

Die Farbe der Himmelslinie hängt eng mit der Durchblutung des Herzens zusammen. Ist die Linie rot und die Haut trocken, besteht eine Neigung zu Bluthochdruck oder zu Krankheiten der Hirngefäße.

Ist die Linie grau und die Haut trocken, so müssen wir mit einer Leberkrankheit rechnen.

Wer lange Zeit geraucht, Alkohol getrunken oder Drogen genommen hat, schädigt das Herz und das Zentralnervensystem. Die Himmelslinie ist in diesem Fall dunkel, oder es ist eine kleine, runde, dunkle Stelle erkennbar. Manchmal weist die Linie auch viele kleine Brüche auf.

DIE DREI HAUPTLINIEN UND DAS SÄURE-BASEN-GLEICHGEWICHT DES KÖRPERS

Mit Hilfe des Orts und der Entfernung der drei wichtigsten Handlinien können wir auch das Säure-Basen-Verhältnis im Körper bestimmen. Der Daumenballen gibt beispielsweise Auskunft über die Säuren. Wenn er groß und voll ist, neigt der Organismus zu Übersäuerung. Die Himmelslinie und die Menschenlinie symbolisieren eine obere und eine untere Grenze. Zieht man eine Linie zwischen den Wurzeln des kleinen Fingers und des Ringfingers in Richtung Handgelenk, so bildet diese eine linke Grenze. Eine Linie zwischen den Wurzeln des Zeigefingers und des Mittelfingers in Richtung Handgelenk stellt die rechte Grenze dar. Innerhalb dieser Grenzen befindet sich das *Ming-Tang*-Gebiet, das Auskunft über die Basen im Körper gibt. Je größer dieses Gebiet ist, desto alkalischer ist der Organismus, je kleiner es ist, desto saurer ist er.

Wenn die Menschenlinie lang ist und quer verläuft, so ist dies ein weiteres Zeichen dafür, daß der Körper zu Übersäuerung neigt. Krümmt sie sich dagegen stark nach unten, können wir von einem basischen Zustand ausgehen.

Was die Anfälligkeit für Krankheiten angeht, so neigen Menschen mit übersäuertem Organismus zu Bluthochdruck, Arteriosklerose, Hirnblutungen und Diabetes, während der alkalische Körper eher zu niedrigem Blutdruck, Asthma, Magentiefstand und Krebs neigt.

DIE NEBENLINIEN

Nicht nur die Hauptlinien, sondern auch einige mit ihnen verbundene Nebenlinien sind wichtige Indikatoren des Gesundheitszustands. Sie spiegeln die Hauptlinien wider und geben Auskünfte über Einzelheiten. Nicht jeder Mensch hat sämtliche Nebenlinien. Terence Dukes schreibt dazu: „Wenn Nebenlinien sehr klar sind, drücken sie eine Organfunktion aus [...] Das ist nicht natürlich; es ist wie Schnee im Juli. Die meisten Nebenlinien erscheinen nur, wenn Hauptlinien nicht mit der optimalen Energie erfüllt sind."

Darum meinen einige Handdiagnostiker, es sei besser, nicht alle Nebenlinien zu haben, und wenn man sie habe, sollten sie vollständig und makellos sein.

1. DIE GESUNDHEITSLINIE
Ort: Diese Linie beginnt unterhalb des Wasserbergs, wo sie manchmal die Himmelslinie kreuzt und dann diagonal zum Daumenballen oder zum Metallberg verläuft. (Die Erdlinie berührt sie in der Regel nicht.) In der Fünf-Aspekte-Handdiagnostik heißt diese Linie „kleine Holzlinie".

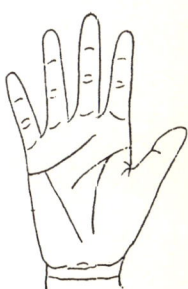

Entsprechungen: Die Gesundheitslinie ist weder mit einem Körperteil noch mit einem bestimmten Organ verbunden. Sie gibt vielmehr Auskunft über die Schwere und Dauer einer Krankheit. Terence Dukes meint, diese Linie sei ein Zeichen für einen überaktiven Stoffwechsel und trete nur bei derartigen Ungleichgewichten auf.

Bedeutung: Am besten ist es, keine Gesundheitslinie zu haben. Ist sie vorhanden, wird sie meist tiefer, wenn die Gesundheit sich verschlechtert, aber flacher und heller, wenn der Zustand sich bessert. Wenn die Linie sehr kurz ist oder ihre Farbe ändert, warnt sie vor ernsten Störungen.

Berührt die Gesundheitslinie die Erdlinie, so liegt oft eine Angiokardiopathie vor.

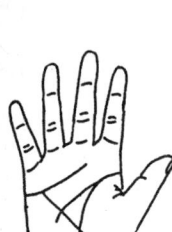

Die Gesundheitslinie sollte die Erdlinie nicht kreuzen. Wenn sie es dennoch tut, sind Eingeweide und Därme sowie das Herz schwach.

Flecken auf der Gesundheitslinie deuten an, daß jederzeit eine akute Krankheit ausbrechen kann.

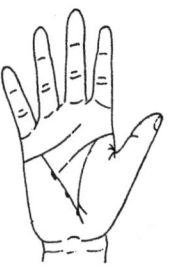

Eine Insel am Ende der Gesundheitslinie oder vereinzelte Linien in der Nähe einer Insel weisen auf eine Krankheit der Atemorgane hin.

Viele Inseln, die auf der Gesundheitslinie
eine Kette bilden, sind ebenfalls ein Indiz
für eine Krankheit der Atemorgane. Das
gleiche gilt für eine Linie, die aus vielen
Streifen besteht. Letzteres ist ein Hinweis
auf Streß als Ursache für die Beschwerden.
Eine gestreifte Linie verrät außerdem, daß
der Patient sehr sensibel ist und daher oft
zu heftig auf äußere Reize reagiert.

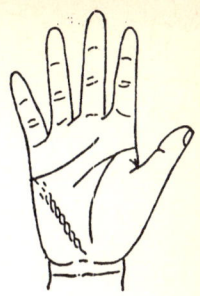

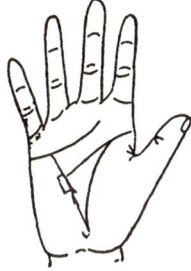

Ein Viereck auf der Kreuzung zwischen Gesundheits- und Menschenlinie tritt nach Operationen auf.

Wenn die Gesundheitslinie wie eine
kriechende Schlange aussieht und die
Menschenlinie schwach und unter-
brochen ist, liegt eine Verdauungs-
störung vor.

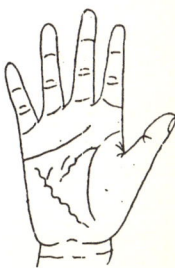

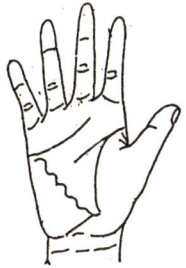

Wenn das Mittelglied des Zeigefingers und des Ringfingers lang ist und
die Gesundheitslinie wie eine kriechende Schlange aussieht, ist die
Kalziumresorption gestört. Die Folge
können Knochen- und Zahnschäden
sein.

Wenn die Gesundheitslinie wie eine
kriechende Schlange aussieht und
sich bis zur Erdlinie erstreckt und
wenn sich rote Flecken auf der
Erdlinie befinden, besteht die Gefahr
einer Herzkrankheit.

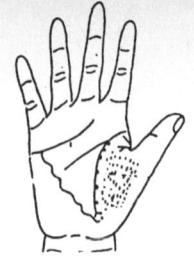

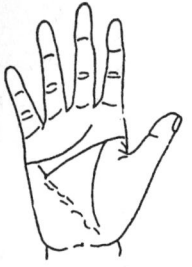

Eine schwache Gesundheitslinie mit winzi-
gen Brüchen verrät, daß das Verdauungssystem und der ganze Organismus schwach
sind. Wenn die Gesundheitslinie unklar und
der Abstand zwischen Himmelslinie und
Menschenlinie gering ist, sind Luftröhre
und Bronchien anfällig für Infekte, oft auch
für Asthma.

Wenn die Gesundheitslinie sich nicht
bis zum kleinen Finger erstreckt,
sondern sich an der Handkante in
viele vereinzelte Linien auflöst, hat
eine unregelmäßige Lebensweise den
Organismus geschwächt, und die
Folge ist Energiemangel.

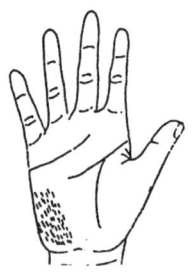

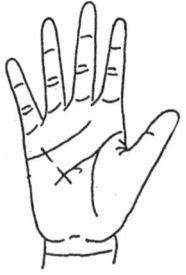

Eine kurze, tiefe Gesundheitslinie, die
die Himmelslinie und die Menschenlinie kreuzt, ist ein Indiz für eine
Gehirnkrankheit.

Wenn die Gesundheitslinie schwach ist und winzige Brüche aufweist, alle drei Hauptlinien flach und unauffällig sind und der untere Teil der Erdlinie einer Feder gleicht, ist der Organismus von einer auszehrenden chronischen Krankheit sehr geschwächt.

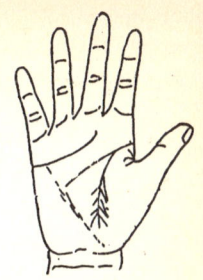

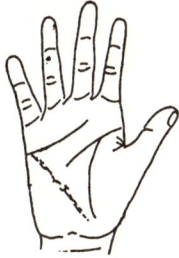

Eine Gesundheitslinie, die nur teilweise sichtbar ist, weist auf eine Leberstörung oder ein schwaches Verdauungssystem hin.

Eine kurze Gesundheitslinie in der Handmitte ist meist ein Indiz für eine Herzkrankheit.

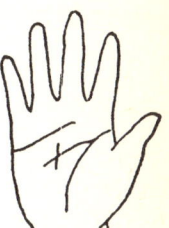

Sind die Linie und ihre Umgebung hellgrau, dunkelrot, braun oder rot, besteht der Verdacht auf eine Krankheit des Verdauungssystems. Die Gesundheitslinie sollte hellrosa sein.

Wenn der Bereich, in dem Gesundheits- und Himmelslinie sich treffen, dunkelrot ist, droht eine Herzkrankheit.

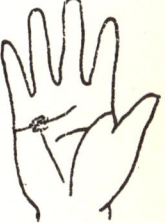

Eine Gesundheitslinie mit dunkel-
braunen Flecken weist auf eine
schwere Krankheit hin, oft auf
Krebs.

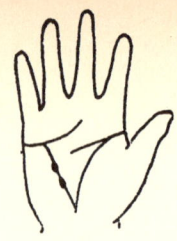

Obwohl die Gesundheitslinie Auskunft über den derzeitigen Gesundheitszustand geben kann, müssen wir auch andere Linien berücksichtigen, um den Zustand eines Patienten genau einschätzen zu können.

2. DIE JADESÄULE

Ort: Diese Linie beginnt im unteren Teil der
Handfläche, durchquert ihre Mitte und
läuft dann gerade zur Wurzel des Mittelfin-
gers. Man nennt sie auch Berufslinie, im
Westen Schicksalslinie und in der Fünf-
Aspekte-Handdiagnostik kleine Erdlinie.
Sie endet immer auf dem Erdberg unter
dem Mittelfinger oder strebt ihm zu; wenn
nicht, handelt es sich um eine andere
Nebenlinie.

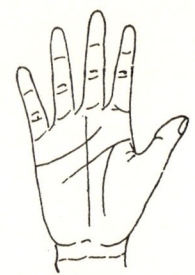

Im Gegensatz zu den Hauptlinien sollte die Jadesäule nicht sehr dick
sein. Am besten ist eine dünne, flache, gerade, klare, konstante hellrosa Linie. Anders als die Gesundheitslinie, auf die wir gerne verzichten,
ist diese Linie ein gutes Zeichen.

Entsprechungen: Die Jadesäule gibt Auskunft über die sozialen Beziehungen eines Menschen. Sie verrät, wie er sich in der großen Welt
zurechtfindet und ob er darin mit Maß und Ziel leben kann. Solange
diese Linie sichtbar ist, meint Terence Dukes, bleibt unser Verhältnis
zur äußeren Welt und zu unserer inneren Natur harmonisch, und wir
kommen gut mit anderen aus. Da die Jadesäule eine Erdlinie ist, erfahren wir von ihr auch manches über den Körper, die Verdauung und
den Ernährungszustand.

Bedeutung: Wenn die Jadesäule einer Welle gleicht, ist der Patient unzufrieden und möglicherweise durch seelische Erschöpfung krank geworden.

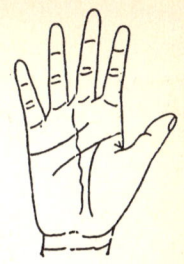

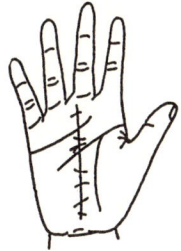

Wird die Jadesäule hier und da von kurzen Querlinien durchtrennt, ist der Patient nervös und aufbrausend. Außerdem ist dies ein Zeichen für körperliche Schwäche und chronische Krankheit.

Wenn die Jadesäule am Mondberg beginnt, sich zum Zeigefinger hin krümmt und an der Himmelslinie endet, hat eine unregelmäßige Lebensweise den Organismus geschädigt.

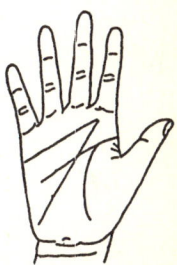

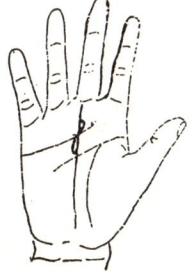

Hat die Jadesäule zwei Inseln, die zusammen einer Acht gleichen, besteht eine Neigung zu unwillkürlichen Bewegungen und Schlafwandeln.

Wenn die Jadesäule und die Erdlinie
Brüche der gleichen Art aufweisen,
so ist dies ein Zeichen für eine
chronische Krankheit, der eine
langsame Genesung folgt.

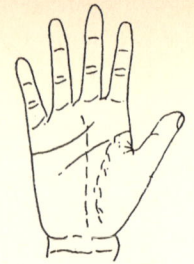

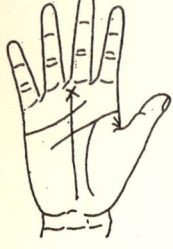

Ein Kreuz am Ende der Jadesäule
verrät bei Älteren eine Neigung zu
inneren Blutungen, auch im Gehirn.

Ein Stern am Ende der Jadesäule an beiden
Händen zusammen mit einem Stern auf
dem Mondberg läßt darauf schließen, daß
der Patient wenig Ausdauer hat, seelisch
instabil ist und zu Depressionen neigt.

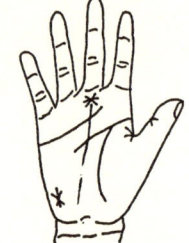

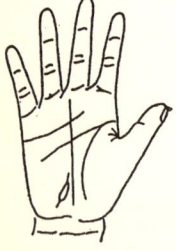

Eine Insel auf dem unteren Teil der
Jadesäule spricht für eine Neigung zu
Nervenschwäche.

Wenn die Handmitte, die die Jadesäule durchquert, rötlich und glatt
ist, so ist dies ein Zeichen für Gesundheit. Ist die Säule dagegen grünlich oder blaß und trocken und zerfällt in vereinzelte Linien, droht
eine plötzliche Erkrankung.

3. Störlinien

Ort: Störlinien schneiden eine Haupt- oder Nebenlinie. Ihr Ort und ihre Form sind nicht festgelegt.

Entsprechungen: Störlinien weisen, wie der Name sagt, auf bestimmte Störungen hin, vor allem in den Eingeweiden, im Darm, im *Qi* und im Blut. Sie sind außerdem ein Indiz für *Yang*-Mangel in den Nieren oder geschwächte Nebennieren. Auf der Hand eines Gesunden sind solche Linien meist nicht zu sehen; zumindest schneiden sie nicht die Erdlinie.

Bedeutung: Wenn eine Störlinie die Erdlinie schneidet, ist die Gesundheit bereits geschädigt. Ist die Linie relativ kurz, ist eine Krankheit zu einer seelischen Belastung geworden. Wenn sie mehr als einen Zentimeter lang ist, kommt es darauf an, wo sich ihr Ende befindet:

Wenn eine Störlinie unterhalb des Ringfingers die Erdlinie schneidet, so ist dies ein Zeichen für eine Herzkrankheit. Befindet sich an ihrem Ende eine Insel oder ein Fleck, ist diese Aussage klar und eindeutig.

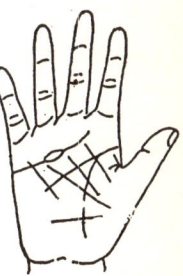

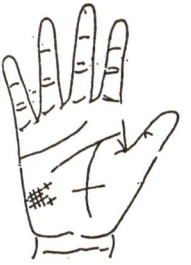

Ein kariertes Muster oder Kreuz am unteren Teil des Mondbergs gegenüber einer Störlinie, die die Erdlinie schneidet, läßt auf Nieren- oder Frauenkrankheiten schließen.

109

Wenn der Vorhof schmal und klein ist und eine Störlinie hier endet, sind die Lungen krank.

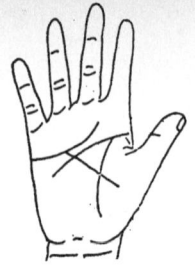

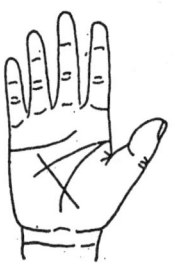

Eine bogenförmige Störlinie zwischen Menschen- und Erdlinie ist meist ein Hinweis auf falsche Ernährung, die eine Magen-Darm-Krankheit hervorgerufen hat. Diese Krankheit kann chronisch werden und Verdauung und Resorption stören.

Eine Störlinie, die die Menschenlinie weit unten kreuzt und sich bis zur Erdlinie erstreckt, warnt vor einer noch ernsteren Magen-Darm-Krankheit.

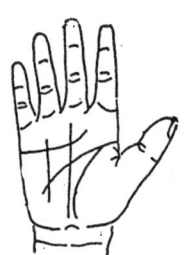

4. DIE SONNENLINIE
Ort: Diese Linie ist eine Art kleine Jadesäule. Sie befindet sich unter dem Ringfinger und ist kürzer als die Jadesäule. Man findet sie nicht bei jedem Menschen. Im Westen nennt man sie Apollo- oder Erfolgslinie. In der Fünf-Aspekte-Handdiagnostik ist sie eine kleine Feuerlinie, die mit der Jadesäule verbunden ist.

Entsprechungen: Die Sonnenlinie ist mit keinem bestimmten Organ verbunden. Sie zeigt vielmehr, daß ihr Träger von der Gesellschaft akzeptiert wird.

Bedeutung: Eine Insel auf der Sonnenlinie spricht für Augenkrankheiten, vor allem wenn auch auf der Erdlinie eine Insel liegt.

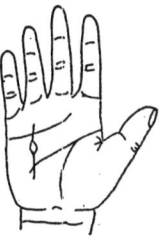

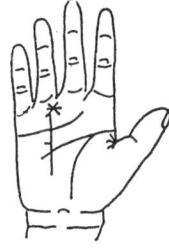

Ein Stern an der Spitze der Sonnenlinie deutet auf Nervosität und eine Neigung zu Krankheiten der Hirngefäße hin, besonders wenn er auf beiden Händen zu sehen ist.

Wenn die Sonnenlinie wellenförmig ist, so ist dies ein Zeichen für äußere Fülle und innere Leere. Auch die sieben Gefühle können unterdrückt sein, und es besteht eine Neigung zu Nervenschwäche und Schlafstörungen.

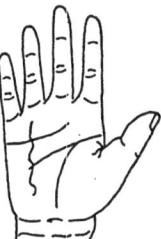

5. DIE GENUSSLINIE

Ort: Genußlinien befinden sich auf dem unteren Teil des Mondbergs. Man findet sie jedoch nicht bei allen Menschen. Sie können dick und lang sein. Manchmal sind sie mit der Erdlinie verbunden, oder sie kreuzen diese. In der westlichen Chirologie heißt eine solche Linie *via lasciva* („Weg der Lüsternheit"), in der Fünf-Aspekte-Handdiagnostik ist sie die untere kleine Wasserlinie.

Entsprechungen: Auch diese Linie ist keinem bestimmten Organ zuge-ordnet. Sie zeigt, wie empfindlich der Stoffwechsel auf Stimulantien wie Alkohol oder Drogen reagiert.

Bedeutung: Diese Linie ist meist bei Menschen zu sehen, die unregel-mäßig leben, abends lange aufbleiben und körperlich und seelisch er-schöpft sind.

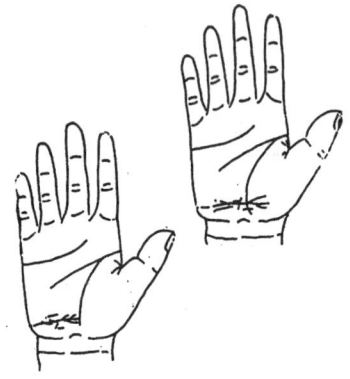

Sie treiben Raubbau mit ihrer Energie oder können ihren Geschlechtstrieb nicht zügeln. Vielleicht sind sie von Tabak, Alkohol und/oder Drogen abhängig. Je stärker und ausgeprägter die Genußlinie ist, desto empfindlicher ist der Patient. Sie ist auch ein Indiz für eine Allergie gegen Anäs-thetika und Arzneien.

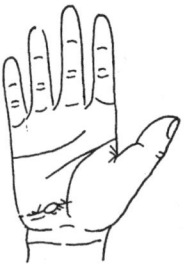

Eine Insel auf der Genußlinie zeigt, daß der Patient zuviel raucht oder trinkt und damit seinem Organismus schwer geschadet hat. Die Folge ist Lustlosigkeit.

Ein kariertes Muster auf der Genußli-nie weist ebenfalls auf Tabak-, Alko-hol- oder Drogenabhängigkeit und die daraus resultierenden Schäden hin.

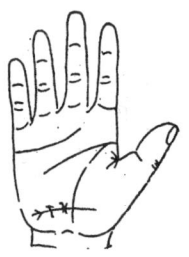

Ein Stern auf der Genußlinie verrät,
daß Kettenrauchen, Alkohol- oder
Drogenmißbrauch das Nervensystem
vergiftet haben.

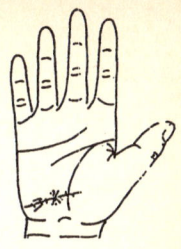

6. DIE VENUSLINIE

Ort: Dies ist eine nach unten gekrümmte Linie. Sie beginnt unten zwischen Zeige- und Mittelfinger und endet zwischen Mittel- und Ringfinger. Im Westen heißt sie Gürtel der Venus. Da sie oberhalb der Himmelslinie liegt, nennt die Fünf-Aspekte-Handdiagnostik sie obere kleine Wasserlinie. Sie ist nicht bei jedem Menschen zu finden.

Entsprechungen: Diese Linie ist mit
dem *Yang* der Nieren verbunden.

Bedeutung: Eine vollständige, schön
geschwungene Venuslinie spricht für
eine gesundes Gehirn und ein gesundes Nervensystem.

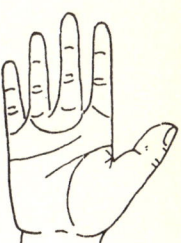

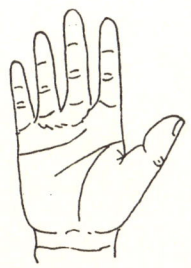

Winzige Bruchstellen in der Venuslinie sind ein Zeichen für einen schwachen Harntrakt oder für Allergien. Außerdem verraten sie eine Alkohol- oder Drogenvergiftung. Manchmal weisen sie auf einen niedrigen Progesteronspiegel hin, der die Lutealphase und die Schwangerschaft stört. Die Folge kann Unfruchtbarkeit sein.

Ein Fleck auf der Venuslinie läßt auf eine Anfälligkeit für Krankheiten des Harntrakts schließen.

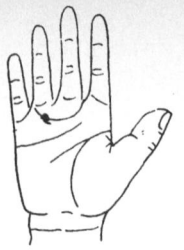

7. DER SATURNRING

Ort: Der Saturnring befindet sich unter der Wurzel des Mittelfingers und sieht aus wie ein gebogener, sichelförmiger Halbkreis. Er ist nicht bei jedem Menschen zu sehen.

Entsprechungen: Diese Linie ist keinem bestimmten Organ zugeordnet. Wie andere Nebenlinien gibt sie eher Auskunft über seelische Eigenschaften, die sich auf die Gesundheit auswirken.

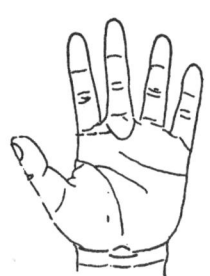

Bedeutung: Diese Linie kommt meist bei Menschen vor, die ungesellig, engstirnig und sehr eifersüchtig sind.

8. DIE INSPIRATIONSLINIE

Ort: Diese Linie beginnt auf dem Mondberg und verläuft zum kleinen Finger. Man findet sie nicht bei jedem Menschen.

Entsprechungen: Die Inspirationslinie ist nicht mit einem bestimmten Organ verbunden, sondern mit dem Schlafwandeln.

Bedeutung: Eine Insel auf der Inspirationslinie läßt auf Schlafwandeln schließen.

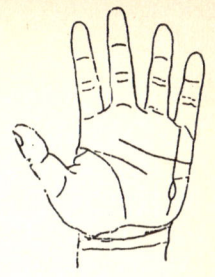

9. DIE GESCHLECHTSLINIE

Ort: Hier handelt es sich um kurze Querlinien oberhalb der Himmelslinie und unterhalb der Wurzel des kleinen Fingers. In China haben die meisten Menschen zwei oder drei Geschlechtslinien. Sie sollten tief, glatt, gerade, klar, sauber und rosa sein.

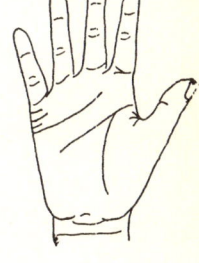

Entsprechungen: Diese Linien sind ein Indiz für ausreichendes Nieren-Qi und normale sexuelle Funktion. In der westlichen Chirologie heißen sie Ehelinien.

Bedeutung: Vereinzelte Geschlechtslinien mit Ästen und ein kurzer kleiner Finger lassen auf Impotenz oder Unfruchtbarkeit schließen.

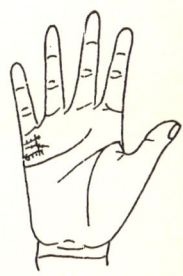

Kurze, flache, schwache, helle Geschlechtslinien deuten auf Unfruchtbarkeit hin, oder sie enthüllen, daß der Geschlechtstrieb nachgelassen hat. Bei einer Frau lassen sie auf mangelndes Interesse am Sex oder gar auf Abneigung dagegen schließen.

10. Die Handgelenklinie

Ort: Diese Linie befindet sich auf dem unteren Teil der Handfläche knapp unterhalb der Mitte – dort, wo das Gelenk ist.

Entsprechungen: Die Handgelenklinie gibt Auskunft über den Zustand des Harntrakts und der Fortpflanzungsorgane.

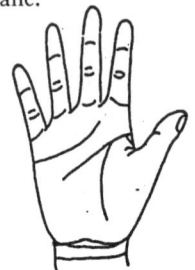

Bedeutung: Wenn mehr als zwei sehr deutliche und vollständige Handgelenklinien vorhanden sind, spricht das für Gesundheit und Vitalität, besonders wenn der Erdberg dick ist.

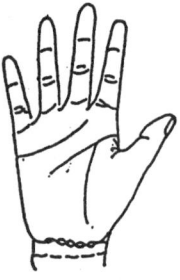

Eine unterbrochene Handgelenklinie oder eine Kette zeigt, daß der Organismus und vor allem der Harntrakt sowie die Fortpflanzungsorgane schwach sind.

Eine schwache, dünne, unterbrochene Handgelenklinie und viele blaue Adern auf dem Gelenk sprechen für schwache Fortpflanzungsorgane und für eine Neigung zu Frauenkrankheiten. Das gilt um so mehr, wenn der Erdberg ebenfalls schwach und dünn ist.

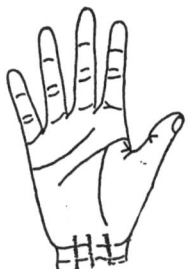

11. Weitere Nebenlinien

Wenn der untere Teil des Kleinfingerballens hervortritt und Querlinien
aufweist, die nach dem Bad deutlicher sind, so kann eine Nierenkrankheit vorliegen.

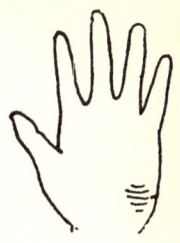

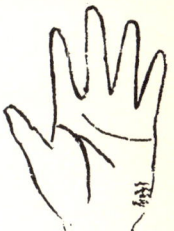

Querlinien oder kurze Bögen auf
dem Kleinfingerballen sind oft bei
Diabetes zu sehen.

Viele Falten auf der lateralen Seite
des Kleinfingerballens sind oft ein
Indiz für Magen-Darm-Krankheiten.

KAPITEL 7

CHRONOLOGIE UND HANDFLÄCHE

Wie bereits erwähnt, will die traditionelle Chinesische Handlesekunst nicht nur wissen, was geschehen ist oder jetzt geschieht, sondern auch, was geschehen wird. Der Medizin und besonders der Chinesischen Medizin geht es vor allem darum, Krankheiten zu verhindern, bevor sie auftreten. Wenn wir also vorhersehen könnten, was wahrscheinlich geschehen wird, um bei Bedarf Gegenmaßnahmen zu treffen, wäre das ein großer Vorteil. In der Chinesischen Handdiagnostik gibt es im wesentlichen zwei Möglichkeiten, die „Chronologie der Hand" zu lesen. Bei der ersten geht es um die dominierende und die passive Hand, bei der zweiten um die Handlinien.

DIE DOMINIERENDE UND DIE PASSIVE HAND

Die dominierende Hand ist jene Hand, die wir am häufigsten benutzen und mit der wir am geschicktesten sind. Bei den meisten Menschen ist dies die rechte Hand. Bei Linkshändern dominiert dagegen die linke Hand. Die passive Hand ist jene, die wir weniger häufig und weniger geschickt benutzen – das ist bei Rechtshändern die linke, bei Linkshändern die rechte Hand.

Nach Terence Dukes verhält die dominierende Hand sich zur passiven wie ein Samenkorn zu einer Blume. Die passive Hand symbolisiert den Nährboden, aus dem der Mensch sich entwickelt hat. Darum nennen westliche Chirologen sie Familienhand. In der chinesischen Medizin gibt sie Auskunft über das Wesen des früheren Himmels oder *xian tian zhi jing*. Dieses vorgeburtliche Wesen, wie es bei uns heißt, sind die Erbanlagen und die ererbte Konstitution, die im Augenblick der

Empfängnis festgelegt werden. Die dominierende oder aktive Hand ist dagegen das Symbol der nachgeburtlichen Entwicklung, die auf dem Ererbten gründet. Wir können also sagen, daß die passive Hand unser verborgenes strukturelles Potential versinnbildlicht, während die dominierende Hand unseren derzeitigen Zustand zeigt.

CHRONOLOGIE UND HANDLINIEN

Die Handlinien berichten über viele Aspekte unseres Seins: über bestimmte Organe, physiologische Abläufe, bestimmte Körperteile – und über die Zeit. Wir können jede der vier wichtigsten Linien – Erdlinie, Menschenlinie, Himmelslinie und Jadesäule – in vier Abschnitte einteilen, welche die Jugend, das frühe Erwachsenenalter, das mittlere Alter und das hohe Alter darstellen. Wir beurteilen zunächst den Qi-Fluß der Linie und untersuchen dann der Reihe nach jeden Abschnitt.

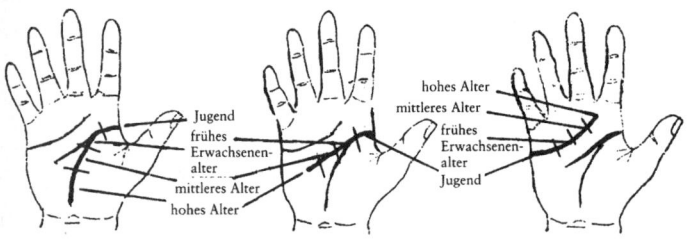

Diese Methode ist jedoch nicht unfehlbar und sollte durch den gesunden Menschenverstand und Vergleiche mit Ereignissen im Leben ergänzt werden. Manchmal ist eine Linie – am häufigsten die Jadesäule – nicht so lang, wie sie sein könnte, das heißt sie endet vorzeitig. In diesem Fall finden wir das Alter nach einer anderen, unten beschriebenen Methode.

Ein besonderes Jahr können wir wie folgt bestimmen: Wenn die durchschnittliche Lebensspanne 70 Jahre beträgt, dann entspricht die Mitte einer Linie in etwa einem Alter von 35 Jahren.

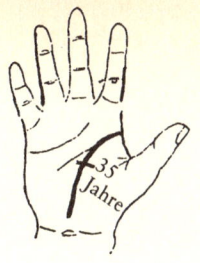

Teilen wir nun die beiden Hälften erneut, so erhalten wir die ungefähren Positionen des 17. und 52. Lebensjahres. Wenn wir weiter teilen, können wir theoretisch die einzelnen Lebensjahre bestimmen. Dieses Verfahren eignet sich jedoch nur für die Erdlinie und die Jadesäule.

Der Punkt, an dem die Jadesäule die Menschenlinie kreuzt, entspricht auf beiden Linien ungefähr dem 35. Lebensjahr.

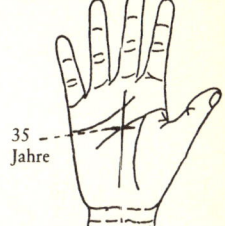

35 - -
Jahre

Da jede Linie vieles bedeuten kann, sollten wir in die Linien und ihre Zeichen nicht immer die Zeit „hineinlesen“. Eine Insel in der Mitte der Erdlinie kann beispielsweise auf etwas hinweisen, was sich im mittleren Alter ereignete oder ereignen wird. Es kann aber auch eine Warnung vor einer Verletzung oder Abnormität im unteren Brustbein oder im Magen sein. Mit anderen Worten: Die Bedeutung ist variabel und hängt von der aktuellen Erfahrung und von den Erbanlagen des Individuums ab.

TEIL 2

DIE
CHINESISCHE
FINGERNAGELDIAGNOSTIK

KAPITEL 8

EINFÜHRUNG

Die Fingernageldiagnose ist eine Methode, Krankheiten festzustellen und anhand des *Qi* und des Bluts, die sich in der Farbe und im Glanz der Nägel widerspiegeln, ihre Schwere zu beurteilen. Klinische Beobachtungen in China bestätigen, daß die Fingernageldiagnose eine Frühdiagnose ist, die etwas über die Schwere einer Krankheit aussagt. Sie enthüllt auch verborgene, heimtückische Krankheiten. Wenn wir durch die Fingernägel erfahren, wie schwer eine Krankheit ist und wie sie sich entwickelt, können wir mit Hilfe dieser Methode auch über die weitere Behandlung entscheiden.

DER URSPRUNG DER CHINESISCHEN FINGERNAGELDIAGNOSTIK

Vertreter der TCM betrachten oft die Adern am Zeigefinger von Kindern unter drei Jahren, anstatt ihnen den Puls zu fühlen, und Kinderärzte prüfen die Farbe der Nägel, um Hitze und Kälte zu messen. In alten Aufzeichnungen heißt es, daß man die Schwere einer Krankheit einschätzen kann, wenn man auf den Fingernagel des Patienten drückt, bis er weiß wird, und ihn dann losläßt. Wird das Nagelbett wieder rot, ist die Krankheit heilbar, selbst wenn sie chronisch ist. Kehrt die ursprüngliche rote Farbe jedoch nicht zurück, ist selbst eine akute Krankheit hartnäckig.

In der alten Zeit warnte das *Nei Jing*: „Schwarze Fingernägel verkünden den Tod." Heute geht auch das Lehrbuch *Zhen Duan Xue* („Studium der Diagnostik"), das in vielen Instituten der TCM benutzt wird, auf die Fingernageldiagnostik ein. Darin heißt es: „Wenn die untere Hälfte des Nagels wie Milchglas aussieht, die obere aber rot oder braunrot, so ist dies ein Zeichen für eine Nierenkrankheit." Die Fingernageldiagnostik hat also ihre Wurzeln im alten China. Dennoch empfehlen chinesische Lehrbücher der Medizin diese Methode und bekräftigen ihren Nutzen. Das hier vorgestellte System geht auf Wang Wen-hua zurück, und die diagnostischen Hinweise stammen aus ihrem Buch *Zhi Jia Zhen Bing* („Die Fingernägel in der Diagnose von Krankheiten").

UNTERSCHIEDE ZWISCHEN DER CHINESISCHEN MEDIZINISCHEN HANDDIAGNOSTIK UND DER FINGERNAGELDIAGNOSTIK

Dr. Wang legt Wert auf die Feststellung, daß die Chinesische Medizinische Handdiagnostik und ihr System völlig verschieden sind. Die erstere untersucht zwar Hand, Handfläche, Finger und Fingernägel; doch es gibt drei Unterschiede:

Erstens hat sie ein etwas anderes Ziel. Die Handdiagnose sucht nach Anfälligkeiten, ist aber nicht so erfolgreich, wenn es gilt, bereits vorhandene Störungen aufzuspüren. Die Fingernageldiagnose gibt dagegen Auskunft über bestimmte Krankheiten der Eingeweide und Därme.

Zweitens ist auch die Methode verschieden. Die Chinesische Medizinische Handdiagnostik prüft vor allem die Form der Nägel und die Farbe ihrer Wurzeln. Die Fingernageldiagnose untersucht dagegen Form, Farbe und Ort jener Zeichen auf dem Fingernagel, die den Zustand des *Qi* und des Blutes widerspiegeln.

Drittens ist die diagnostische Reichweite unterschiedlich. Wie bereits erwähnt, studiert die Chinesische Medizinische Handdiagnostik die Beziehungen zwischen den Fingernägeln und der Neigung zu Krankheiten, aber auch zur Persönlichkeit, zu den Erbanlagen und zur Psyche. Die Fingernageldiagnose beschränkt sich dagegen auf den Zusammenhang zwischen Fingernägeln und Krankheiten.

Wir können Dr. Wangs Fingernageldiagnostik jedoch in die Handdiagnostik integrieren. Dann ist sie einfach eine ausgeklügelte Methode, die Zeichen auf den Nägeln zu lesen und zu deuten.

FINGERNAGELDIAGNOSE UND
BIOHOLOGRAPHIE

Wie wir im ersten Teil gesehen haben, nimmt die bioholographische Theorie an, daß der menschliche Körper ein organisches Ganzes ist. Das bedeutet, daß zwischen dem Ganzen und den Teilen ein Zusammenhang besteht: Das Ganze spiegelt sich im Teil wider. Jeder Teil enthält somit die Informationen des Ganzen – er ist in gewissem Sinn ein Mikrokosmos des Ganzen.

Die zehn Fingernägel sind ebenfalls solche Teile; das heißt, sie enthalten Informationen über den ganzen Körper. Aus klinischen Beobachtungen können wir schließen, daß *Qi-* und Blutsymbole sich auf den Nägeln ähnlich wie beim Fetus oder beim Homunkulus verteilen, wenn man die Finger wie auf der nebenstehenden Zeichnung krümmt. Das nahe Ende des Fingernagels entspricht dann dem Rücken des Fetus, das ferne Ende seinem Bauch. Der Daumennagel entspricht dem Kopf und dem Hals, der Zeigefinger der Brust, dem Rücken, den Händen und den Ellbogen, der Mittelfinger dem Bauch und dem Kreuz. Da Eingeweide und Därme vor allem im Unterleib enthalten sind, spiegeln auch sie sich vor allem am Mittelfinger wider. Hüften und Knie entsprechen dem Nagel des Ringfingers, Füße und Knöchel dem Nagel des kleinen Fingers. Die beiden Reihen von Fingernägeln sind symmetrisch und spiegeln zusammen das Biohologramm des Körpers wider.

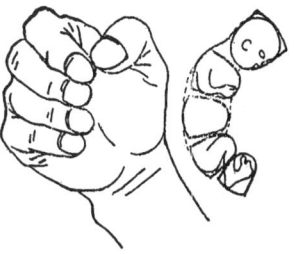

FINGERNAGELDIAGNOSE UND MIKROZIRKULATION

Der Blutkreislauf zwischen den Arteriolen und Venolen, im weiteren Sinn auch die Bewegung der Lymphe, heißt Mikrozirkulation. Ihre Aufgabe ist unter anderem die Beförderung von Nährstoffen und die Beseitigung von Schlacken. Die verschiedenen Gewebe und Organe haben eine unterschiedliche kapillare Struktur; doch die grundlegenden Abläufe sind ähnlich.

Seit den fünfziger Jahren belegen Studien und klinische Beobachtungen, daß Veränderungen in der Mikrozirkulation und in der Blutrheologie für Diagnose und Therapie von unschätzbarem Wert sind. Die Mikrozirkulation in den Fingerspitzen ist nur ein Teil der allgemeinen Mikrozirkulation. Die zahlreichen Kapillaren des Nagelfalzes reagieren sehr empfindlich auf Veränderungen im Körper.

KAPITEL 9

DAS MAGISCHE QUADRAT
AUF DEN FINGERNÄGELN

Wenn wir Qi- und Blutzeichen auf dem Fingernagel beobachten, vergleichen und unterscheiden wollen, brauchen wir eine Art Landkarte des Nagels. Das „magische Quadrat" ist eine solche Karte. Dabei teilt man den Nagel in neun gleiche Teile ein. Das ist eine sehr alte Methode der chinesischen Numerologie, die einen magischen oder zumindest mystischen Hintergrund hat. Jedes Teilquadrat entspricht einer Zahl von 1 bis 9 und einem der acht Trigramme des Yi Jing. Es ist „magisch", weil drei nebeneinander liegende Quadrate immer die Summe 15 ergeben, wenn man die Zahlen addiert.

4	9	2
3	5	7
8	1	6

Das Diagramm und die folgende Tabelle zeigen die Entsprechungen. In der Chinesischen Fingernageldiagnostik hat die Einteilung in neun Quadrate allerdings keine besondere diagnostische Bedeutung, im Gegensatz zur Acht-Trigramme-Chirologie.

Ort	6	1	8	3	4	9	2&5	7
Trigramm	Qian	Kan	Gen	Zhen	Sun	Li	Kun	Dui
Bild	Himmel	Wasser	Berg	Donner	Wind Holz	Feuer	Erde	März Teich

Damit Sie sich dieses System leichter einprägen können, haben wir die alten Ortsbezeichnungen (*ba gua*) durch anatomische Bezeichnungen ersetzt:

1. radiale Seite des nahen Endes
2. radiale Seite der Mitte
3. radiale Seite des fernen Endes
4. zentrales nahes Ende
5. Zentrum
6. zentrales fernes Ende
7. ulnare Seite des nahen Endes
8. ulnare Seite der Mitte
9. ulnare Seite des fernen Endes

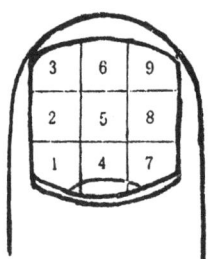

Die neun Quadrate auf dem rechten Fingernagel

Wir können die neun Quadrate jeweils in neun kleinere Quadrate einteilen und erhalten dann 81 kleine Quadrate auf jedem Fingernagel. Obwohl es manchmal ein Vorteil sein kann, den Nagel in 81 Quadrate einzuteilen, reichen die neun großen Quadrate meist aus, um die in den folgenden Kapiteln beschriebenen Zeichen zu lokalisieren.

KAPITEL 10

QI- UND BLUTZEICHEN

Qi- und Blutzeichen geben Auskunft über Form, Farbe und Glanz des *Qi* und des Bluts, widergespiegelt auf den Nägeln. Da diese Zeichen durch Veränderungen der Mikrozirkulation unter den Nägeln entstehen, nennt Dr. Wang sie Blut-*Qi*-Zeichen. Mit anderen Worten: Wenn wir diese vom Blut erzeugten Zeichen beobachten, erfahren wir, in welchem Zustand sich *Qi* und Blut befinden; denn beide sind untrennbar miteinander verbunden.

Eine der Grundannahmen der Chinesischen Fingernageldiagnostik lautet: Krankhafte Veränderungen und deren Schwere spiegeln sich in den Zeichen auf dem Fingernagel wider. Das bedeutet, daß bestimmte Zeichen bestimmten Krankheiten entsprechen. Diese Zeichen sind nie starr; sie können sich mit der Zeit ändern und spiegeln so den Verlauf einer Krankheit wider. Es gibt drei grundlegende Kriterien zur Deutung solcher Zeichen: Form, Farbe/Glanz und Ort.

1. DIE FORM DER ZEICHEN AUF DEN FINGERNÄGELN
Form und Größe der Zeichen auf den Nägeln sind sehr unterschiedlich. In der Fingernageldiagnose unterscheiden wir Kreise, Halbkreise, Ovale, Sicheln, Hanteln, Streifen, Haken, Winkel, Dreiecke, Kegel, Punkte, Linien, Flocken, Stöcke, Nebel und Wellen.

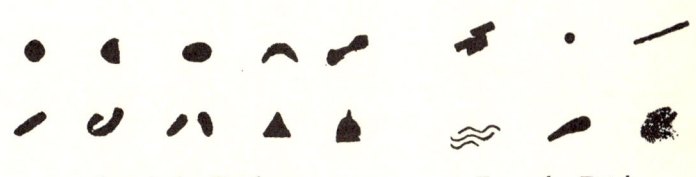

Gestalt der Zeichen   *Form der Zeichen*

Außerdem gibt es Varianten, die wir berücksichtigen müssen. Die Größe eines Zeichens hängt beispielsweise mit dem Ausmaß der pathologischen Veränderung zusammen, auf die es hinweist. Unterschiede bei gleichen Zeichen sind oft auf die Klarheit, aber auch auf Alter, Beruf und Gewohnheiten des Patienten zurückzuführen.

ZEICHEN AUF DEN FINGERNÄGELN

Meist gehen verschiedene Krankheiten mit verschiedenen Zeichen einher. Es kommt aber auch vor, daß verschiedene Krankheiten die gleichen Zeichen oder eine bestimmte Krankheit verschiedene Zeichen hervorrufen. Bei Leber- oder Milzschwellung sehen wir beispielsweise einen Kegel oder ein Dreieck. Ersterer erscheint jedoch am rechten Ringfinger, letzteres am linken. Bei Herzkrankheiten treten meist Dreiecke auf, manchmal aber auch ein Oval, eine Sichel oder ein langer Streifen. Alle diese Zeichen befinden sich jedoch auf der ulnaren Seite des linken Mittelfingers.

Bei vielen Krankheiten verschwindet das Zeichen auf dem Nagel erst, wenn die Störung beseitigt ist. Manche Zeichen lösen sich vollständig auf, andere nicht. Das Zeichen für Zahnverfall verschwindet, wenn der betreffende Zahn gezogen wird, und für ein Zwölffingerdarmgeschwür gilt dasselbe. Wenn dagegen Tuberkuloseherde in der Lunge verkalken, bleibt das entsprechende Zeichen – ein runder Tupfen – noch lange auf dem Nagel des Zeigefingers, wenn auch seine Farbe von Purpur zu Hellgrau wechselt. Wird ein Geschwür operativ entfernt, bleibt sein Zeichen als weiße Linie erhalten.

2. FARBE UND GLANZ

Farbe und Glanz geben Auskunft über die Schwere und den Verlauf von Krankheiten. Beide Merkmale hängen zusammen; dennoch gibt es zwischen ihnen einige Unterschiede. *Qi*- und Blutzeichen auf den Nägeln sind meist rot, hellrot, lila, schwarzviolett, schwarz, gelb, hellgelb, weiß oder grau. Den Glanz beschreiben wir als hell, trübe, blühend und so weiter.

Eine Regel der TCM lautet: „Aus extremem Gelb wird Rot, aus extremem Rot wird Purpur, aus extremem Purpur wird Grün, aus extremem Grün wird Schwarz, und Schwarz ist schwer zu heilen." Das bedeutet, daß die Farben sich mit dem Fortschreiten der Krankheit ändern; sie zeigen also auch, ob eine Krankheit akut oder chronisch ist. Bei einer akuten Krankheit sind die Zeichen auf dem entsprechenden Fingernagel daher hellrot oder lila. Während der Genesung oder einer Phase der Stabilisierung wird das Zeichen rot. Und wenn die Krankheit ernst ist, kann das Zeichen purpurn oder schwarz werden.

Das Zeichen für Gastritis erscheint beispielsweise während einer latenten Phase als hellroter Streifen am rechten Mittelfinger, und zwar auf der radialen Seite des fernen Endes. Bricht die Gastritis aus, wird das Zeichen rot oder lila. Ähnliche Veränderungen treten bei einer Verschlimmerung oder Besserung anderer Krankheiten auf.

Farbe und Glanz eines Zeichens haben klinische Bedeutung bei der Diagnose bestimmter Krankheiten. Bei einem Myokardinfarkt oder eine Leberzirrhose sind die Zeichen meist dunkelviolett oder schwarz, bei Diabetes weiß.

Beide Merkmale helfen auch, Krankheiten zu unterscheiden. Sowohl bei chronischer Dickdarmentzündung als auch bei Verstopfung tritt ein nebelförmiges Zeichen am nahen Ende der radialen Seite des rechten Mittelfingers auf. Bei chronischer Dickdarmentzündung ist das Zeichen jedoch hellrot, bei Verstopfung hellgrau.

3. DER ORT DER ZEICHEN

Bei den meisten Krankheiten spiegeln sich die Zeichen nur an einer Stelle des Fingernagels einigermaßen deutlich wider. Bei einer Erkrankung der Herzkranzgefäße und bei einer Hypertrophie der Brustwirbel finden wir das Zeichen an der ulnaren Seite des linken Mittelfingernagels und an der ulnaren Seite des rechten Mittelfingernagels. Nach der TCM haben sowohl chronische Bronchitis als auch Asthma mit dem Oberkörper und den Lungen zu tun. Ihre Zeichen auf den Nägeln befinden sich jedoch an verschiedenen Orten: Chronische Bronchitis spiegelt sich am fernen Ende der radialen Seite des Zeigefingernagels wider, Asthma dagegen am nahen Ende der radialen Seite des Zeigefingernagels.

Es kann auch sein, daß verschiedene Krankheiten sich an der gleichen Stelle des Nagels widerspiegeln, wenn sie denselben Körperteil betreffen. Bei Laryngopharyngitis und Periarthritis der Schulter sehen wir Zeichen am fernen Ende der radialen Seite des Zeigefingernagels, und sie haben sogar die gleiche Form. Der einzige Unterschied besteht darin, daß bei Laryngopharyngitis auch am Daumennagel ein Zeichen oder mehrere zu sehen sind. Obwohl diese Krankheiten also beide Zeichen am fernen Ende der radialen Seite des Zeigefingernagels hervorrufen, kann man sie unterscheiden.

Manche Krankheiten haben zwei, drei oder mehr Zeichen, die an zwei, drei oder mehr Stellen auftreten können. Bei Pankreatitis erscheint zum Beispiel ein Halbkreis am Nagel des linken Ringfingers, daneben ein lückenhafter Winkel am Nagel des rechten Ringfingers und ein Oval am Nagel des linken Mittelfingers. Patienten mit latenter Pankreatitis haben alle drei Zeichen, und zwar hellrot. Wenn die Entzündung aufflackert, wird die Farbe leuchtend rot. Bei der Diagnose müssen wir also alle drei Fingernägel untersuchen.

Bei manchen Krankheiten sehen wir ein Zeichen oder mehrere an einer oder zwei Stellen. Die meisten Patienten mit Extrasystolen haben Tupfen auf dem Nagel des linken Mittelfingers, manche aber auch auf dem Nagel des linken Zeigefingers.

Aus der Praxis kennen wir noch ein anderes wichtiges Phänomen: Bei jeder krankhaften Veränderung in einem Gewebe oder Organ an einer Seite des Körpers tritt an einem Fingernagel derselben Seite ein Zeichen auf. Sind beide Körperseiten von einer Krankheit betroffen, so finden wir die Zeichen ebenfalls an den Fingern beider Hände.

Bei linksseitiger Migräne erscheint beispielsweise ein Zeichen am fernen Ende der ulnaren Seite des linken Daumennagels, bei rechtsseitiger Migräne finden wir es am rechten Daumennagel, bei beidseitiger Migräne an beiden Nägeln. Ähnlich verhält es sich mit der chronischen Nierenentzündung: Ein Zeichen am Nagel des linken Ringfingers spiegelt die linke Niere wieder, ein Zeichen am Nagel des rechten Ringfingers spiegelt die rechte Niere wider. Erscheinen Zeichen an beiden Händen, so sind beide Nieren betroffen.

KAPITEL 11

GRUNDLEGENDE MASSAGETECHNIKEN BEI DER FINGERNAGELDIAGNOSE

Die Zeichen, die die Chinesische Fingernageldiagnostik untersucht, sind nicht unbedingt erkennbar, wenn man die unbewegten Nägel betrachtet. Oft erscheinen sie nur, wenn wir die Fingerspitze manipulieren und Druck auf den Nagel ausüben, um die Venolen und Arteriolen – die Gefäße der Mikrozirkulation – zu leeren. Diese Massagetechnik heißt *shou fa*. Sie hilft uns, die Zeichen auf dem Nagel zu erkennen, und ist daher ein wichtiger Bestandteil der chinesischen Fingernageldiagnostik. Wenn wir den Fingernagel untersuchen, sollte der Patient die Hand leicht beugen und die Finger entspannt strecken. Zuerst prüfen wir, ob die Nägel vollständig, beschädigt oder fleckig sind – nur dann wissen wir, ob eine aussagefähige Diagnose möglich ist. Dann halten wir beide Seiten des letzten Fingergelenks mit Daumen und Zeigefinger und stützen so die Fingerspitze. Anschließend halten wir mit der anderen Hand beide Seiten des Fingernagels.

Nun können wir, wenn nötig, kneten, drehen, schieben, drücken, pressen, plötzlich loslassen und reiben. Danach halten wir inne und beobachten, vergleichen und unterscheiden Form, Ort, Farbe und Glanz jedes Zeichens.

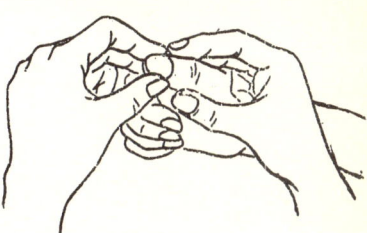

1. Kneten: Diese Technik wird in der Chinesischen Fingernageldiagnostik am häufigsten verwendet. Wir halten beide Seiten des Fingernagels mit Daumen und Zeigefinger. Dann kneten wir das weiche umliegende Gewebe und den Nagel selbst. Meist ist ein leichter Druck am besten; aber wenn der Nagel ungewöhnlich dick ist oder der Patient schwach oder alt ist und eine schlechte Mikrozirkulation hat, kneten wir ein wenig kräftiger abwärts, damit wir die Zeichen deutlich sehen.

2. Drehen: Diese Technik wird zusammen mit dem Kneten angewandt. Bewegen Sie Daumen und Zeigefinger abwechselnd aufwärts und abwärts, so daß die Fingerspitze sich dreht – *Qi* und Blut drehen sich dabei mit, und die Zeichen für eine bestimmte Krankheit treten deutlicher hervor. Geschwindigkeit und Stärke der Drehbewegung hängen vom Zustand des Patienten ab.

3. Schieben: Hier bewegt sich der Zeigefinger, mit dem wir geknetet haben, nicht, sondern der Daumen schiebt nach vorne. Er kann auch nach links und nach vorne schieben oder nach rechts und nach vorne oder sogar in die andere Richtung. Dabei beobachten wir, ob das Zeichen sich in dieselbe Richtung bewegt. In der Regel lassen sich *Qi*- und Blutzeichen nicht bewegen, und selbst wenn es gelingt, ändert sich nur ihre Farbe ein wenig. Mit Hilfe dieser Technik bestimmen wir die Form und den Ort der Zeichen auf dem Fingernagel.

4. Drücken: Diese Methode basiert auf dem Kneten. Wir drücken den Daumen und den Zeigefinger zur Mitte oder nach einer Seite des Fingernagels und beobachten den Nagel dabei. Mit anderen Worten: Wir schieben Daumen und Zeigefinger zum selben Punkt auf den Nagel. Auch mit dieser Technik finden wir den Ort eines Zeichens heraus.

5. Pressen: Diese Methode wenden wir an, wenn wir die Farbe und den Glanz des *Qi*- und Blutzeichens beobachten wollen. Wir pressen den Fingernagel entweder mit dem Daumen oder mit dem Zeigefinger. Wir können dafür einen oder zwei Finger benutzen. Gewöhnlich ändert sich beim Pressen nur die Farbe des Zeichens, nicht der Glanz. Bei älteren Menschen oder bei Patienten mit Anämie oder schlechter Mikrozirkulation in den Fingerspitzen ist während des Pressens nur eine blasse Farbe zu sehen. Das ist ein wichtiger Hinweis.

6. Plötzliches Loslassen: Hierbei lassen wir beim Kneten, Drücken, Schieben und Pressen mit einem Finger, bisweilen mit zwei Fingern, plötzlich los. Danach beobachten wir, wie schnell Qi und Blut sich erholen, wie sich benachbarte Zeichen verändern und wie Farbe und Glanz sich verändern.

7. Reiben: Wenn wir den Nagel mit dem Daumen oder Zeigefinger reiben, können wir ein unklares Zeichen besser erkennen und besser beurteilen, wie es mit benachbarten Zeichen zusammenhängt.

8. Aufhören: Während wir die beschriebenen Techniken anwenden, sollten wir bei jedem entdeckten Zeichen aufhören und sorgfältig beobachten, ohne die ursprüngliche Position zu verlassen. Wir ändern nur den Betrachtungswinkel, um die Zeichen zu vergleichen und auseinanderzuhalten.

Selbstverständlich wenden wir nicht bei jeder Gelegenheit sämtliche Methoden an, sondern immer nur die Technik, die wir brauchen.

KAPITEL 12

DIE ZEHN FINGERNÄGEL
UND IHRE DEUTUNG

Die TCM ordnet den Daumen den Atemwegen zu, den Zeigefinger
dem Dickdarm, den Mittelfinger dem Herzbeutel, den Ringfinger dem
„dreifachen Erwärmer", die Innenseite des kleinen Fingers dem Herzen und seine äußere Seite dem Dünndarm. In der klinischen Praxis
sind die Störungsfelder auf den Nägeln also nicht immer mit den Krank-
heitszeichen verbunden. Wie bereits erwähnt, können wir in den zehn
Fingernägeln zusammen einen Homunkulus sehen.

Die klinische Erfahrung zeigt, daß die Zeichen für bestimmte Krankheiten gewöhnlich auf bestimmten Nägeln oder auf bestimmten Fel-
dern bestimmter Nägel erscheinen. Meist entspricht die Verteilung dieser
Zeichen auf dem Nagel ihrer Lage im Körper. Das heißt beispielsweise, daß Lungenkrankheiten sich in Zeichen auf dem Nagel des Zeigefingers widerspiegeln, da dieser nach der bioholographischen Lehre
mit dem Brustkorb verbunden ist. Auf dem Daumennagel sehen wir in
diesem Fall kein Zeichen, obwohl er den oberen Atemwegen – Mund,
Nase und Hals – zugeordnet ist. Alle nachfolgenden Deutungen für
alle zehn Fingernägel basieren dementsprechend auf dieser „Karte des
Homunkulus".

1. DIE DAUMENNÄGEL

Was die Entsprechungen angeht, so
ähneln sich die Nägel beider Daumen. Die Abschnitte sind lediglich
seitenverkehrt. Die Daumennägel
sind dem Kopf und dem Hals zuge-

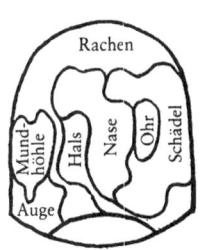

ordnet, und darum spiegeln sich auf ihnen folgende Krankheiten wider: Infekte der oberen Atemwege, Rhinitis, Sinusitis, Nasenpolypen, Laryngopharyngitis, Mandelentzündung, Stomatitis, Periodontitis, Karies, Mittelohrentzündung, Kopfschmerzen, Migräne, Sehschwäche, Lymphknotenentzündung im Hals, Gehirntumore.

2. DIE NÄGEL DER ZEIGEFINGER

Der Zeigefinger spiegelt vor allem Krankheiten im oberen Erwärmer, in den Armen und in Teilen des Halses und des mittleren Erwärmers wider. Auf dem rechten Zeigefingernagel erscheinen die Zeichen für Krankheiten der Lungen, der Luftröhre, der Speiseröhre, der Brüste, des Brustkorbs, des Rückens, der Hand, des Ellbogens, der Schulter, des Rachens und des Halses. Zu diesen Krankheiten gehören unter anderem akute und chronische Bronchitis, Asthma, Lungenentzündung, Tuberkulose, Lungenempyhsem, Rippenfellentzündung, Speiseröhrenkrebs und -entzündung, Kehlkopfentzündung, Brustdrüsenentzündung, Hypertrophie der Hals- und Brustwirbel, Hand- und Schulterkrankheiten.

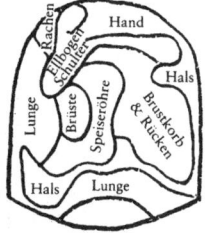

Diagnosefelder auf dem Nagel
des rechten Zeigefingers

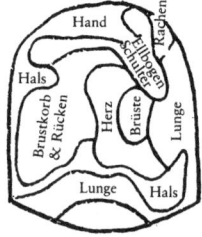

Diagnosefelder auf dem Nagel
des linken Zeigefingers

Der linke Zeigefingernagel spiegelt im wesentlichen die gleichen oder ähnliche Krankheiten wider; nur die Richtung ist verschieden. Außerdem finden wir am linken Nagel auch Zeichen, die mit Herzkrankheiten sowie hohem und niedrigem Blutdruck zusammenhängen.

140

3. Die Nägel der Mittelfinger

Die Nägel der Mittelfinger spiegeln hauptsächlich den mittleren Erwärmer und einige Störungen des oberen und unteren Erwärmers wider. Der rechte Nagel informiert hier über Krankheiten des Magens, des Zwölffingerdarms, des Zwerchfells, der Leber, der Nieren, der Bauchspeicheldrüse, der Lungen, des Brustkorbs, der Taille und des Dickdarms.

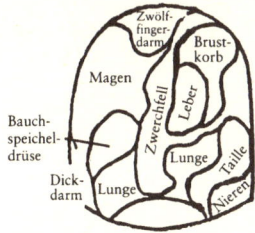

Diagnosefelder auf dem Nagel
des rechten Mittelfingers

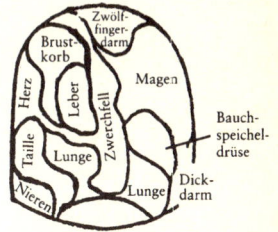

Diagnosefelder auf dem Nagel
des linken Mittelfingers

Zu den häufigsten Krankheiten, die auf den Nägeln der Mittelfinger erkennbar sind, gehören Magenbeschwerden, chronische Gastritis, Zwölffingerdarm- und Magengeschwüre, Störungen des Magenpförtners, Zwerchfellentzündung, Leberschwellung und Nierenkrankheiten.

Wiederum sehen wir auf beiden Fingern im wesentlichen die gleichen Zeichen, jedoch auf der jeweils anderen Seite. Allerdings erscheinen auf dem linken Nagel auch Zeichen, die auf Herzkrankheiten hinweisen. Zu den häufigsten Krankheiten, die wir auf dem linken Finger diagnostizieren können, gehören daher Krankheiten der Herzkranzgefäße, Myokarditis, Herzrhythmusstörungen, Aortensklerose und Vergrößerung der linken Herzkammer, aber auch Gastritis, Pankreatitis und Diabetes.

4. DIE NÄGEL DER RINGFINGER

Auf dem Ringfingernagel spiegeln sich
Krankheiten des unteren Erwärmers
und teilweise auch des mittleren
Erwärmers wider. Der rechte Nagel
unterrichtet uns über Krankheiten der
Leber, der Gallenblase, der Bauchspeicheldrüse, der Nieren, des Dünndarms, des Dickdarms, der Harn-
blase, der Fortpflanzungsorgane, der
Knie und der Lendengegend.

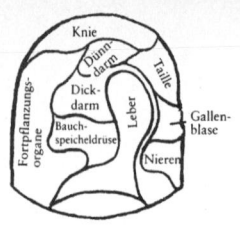

Zu den häufigsten Krankheiten, die sich auf dem rechten Ringfingernagel widerspiegeln, gehören Leberentzündung, Leberzirrhose, Zunahme
der Transaminasen, Pankreatitis, Gallenblasenentzündung, Dickdarmentzündung, Nierenentzündung, rheumatoide Arthritis, Hypertrophie
der Lendenwirbel und Krankheiten des Afters.

Der linke Ringfingernagel informiert
uns vor allem über Krankheiten der
Milz, der Bauchspeicheldrüse, der
Samenleiter, der Gebärmutter, der
Vulva und des Afters.

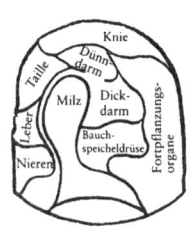

5. DIE NÄGEL DER KLEINEN FINGER

Die meisten Krankheiten, die wir auf
den Nägeln der kleinen Finger
erkennen, befinden sich unterhalb
der Knie, zum Beispiel Schmerzen in
den Fersen und in den Mittelfuß-
knochen. Manchmal zeigen sich auch
Störungen der Prostata auf diesen
Nägeln.

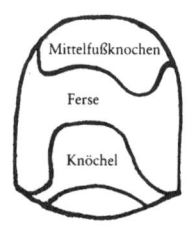

KAPITEL 13

FINGERNAGELDIAGNOSE UND KRANKHEITEN

In diesem Kapitel besprechen wir die klinische Anwendung der Chinesischen Fingernageldiagnose bei verschiedenen Krankheiten (nach der uns geläufigen Einteilung). Die meisten dieser Krankheiten sind chronisch, und viele sind schwer. Fast alle gehen mit organischen Veränderungen einher.

Unter jeder Kategorie sind die traditionellen chinesischen Krankheiten aufgezählt. Da diese Bezeichnungen nicht mit unseren identisch sind, hat eine „moderne Krankheit" oft mehr als einen chinesischen Namen. Chronische Dickdarmentzündung ist beispielsweise in der TCM Durchfall oder Dysenterie oder Darmwind und bezeichnet somit verschiedene Krankheiten.

Nach der Identifikation der traditionellen chinesischen Krankheitskategorien folgt eine Besprechung der Krankheitsursachen (*bing yin*) und der Krankheitsabläufe (*bing ji*). Meist wird noch angegeben, welche Organe hauptsächlich von den einzelnen Störungen betroffen sind.

Die Krankheiten, um die es hier geht, sind vor allem nach Körperteilen geordnet, vom Kopf bis zu den Füßen. Die Zeichen für diese Krankheiten finden wir also zunächst auf den Daumennägeln und zuletzt auf den Nägeln der kleinen Finger. Einige Krankheiten, zum Beispiel Diabetes und Bluthochdruck, lassen sich nicht so leicht lokalisieren. Jede Krankheit wird anhand eines oder mehrerer Fallbeispiele von Dr. Wang erklärt.

KRANKHEITEN DES KOPFES UND DES HALSES

1. MIGRÄNE

Etwa ein Viertel aller Menschen leidet irgendwann an Migräne. Die Symptome sind unterschiedlich, aber zur klassischen Migräne gehören starke, meist einseitige Kopfschmerzen, Lichtempfindlichkeit, Kribbeln in den Gliedern oder an einer Körperseite, Übelkeit und Erbrechen. Die TCM nennt die Migräne „einseitiges Kopfweh". Obwohl die TCM mehrere Arten von Migräne kennt – einige sind auf äußere, andere auf innere, Eingeweide und Därme schädigende Einflüsse zurückzuführen –, haben alle Arten eines gemeinsam: Alles *Yang* sammelt sich im Kopf. Der Kopf ist mit allem *Qi* und Blut der fünf Eingeweide und Därme verbunden, und die Fingernägel spiegeln diesen Zustand wider.

Ort des Zeichens: fernes Ende der ulnaren Seite des Daumens.

Form des Zeichens: schräger Streifen

Farbe des Zeichens: Bei Migräne sehen wir ein hellrotes oder hellviolettes Zeichen. Wenn der Zustand stabil ist – also zwischen den Anfällen –, wird das Zeichen heller.

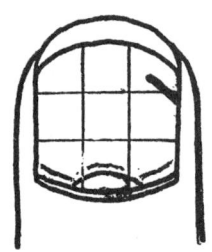

Das Zeichen für Migräne auf dem Daumennagel

Fall 1: Ein 23jähriger Student kam zu Dr. Wang. Sie prüfte seine Fingernägel, stellte ihre Diagnose – Migräne – und hörte sich dann die Klagen des Patienten an. Am fernen Ende der ulnaren Seite des linken Daumennagels war ein schräger hellroter Streifen zu erkennen. Der Student bestätigte, daß er seit über drei Jahren an Migräne litt, ohne daß man eine Ursache dafür gefunden hatte. Er fürchtete sich vor einem Tumor.

Der Patient nahm häufig Schmerztabletten. Die Migräne trat hauptsächlich an der linken Seite auf. Er konnte nicht mehr arbeiten und war sehr reizbar. Dr. Wang erklärte ihm, er habe Migräne, aber keinen Hirntumor, denn die Zeichen für diese beiden Krankheiten seien verschieden. Erleichtert verließ der Patient die Praxis.

Fall 2: Eine 45jährige Ärztin bat Dr. Wang um eine Fingernageldiagnose. Am fernen Ende der ulnaren Seite des rechten Daumennagels war ein schräger, hellroter Streifen zu sehen – das Zeichen für Migräne. Die Patientin bestätigte, daß sie seit über 20 Jahren häufig Migräne hatte. Vor drei Jahren war diese Diagnose eindeutig bestätigt worden. Das EEG war normal.

2. SCHWINDEL

Diagnose und Therapie des Schwindels in der TCM beruhen auf alten Sprichwörtern: „Ohne Leere kein Schwindel" und „Ohne Schleim kein Schwindel." Nach der TCM hat Schwindel etwas mit der Leber zu tun. Seine Ursache ist oft aufsteigendes Leber-*Yang* und Mangel an Nierenessenz. Schleim und Feuchtigkeit sind Mitursachen, weil sie den Fluß von klarem *Yang* im Kopf stören. Außerdem kann Blutmangel im Knochenmark vorherrschen. Schwindel und Benommenheit sind also auf Störungen der Leber, der Nieren, der Milz und des Magens zurückzuführen. Die Milz ist für die Schleimbildung verantwortlich, der Magen für die Erzeugung von Blut und *Qi*.

Ort des Zeichens: der ganze Daumennagel oder ein Teil davon

Form des Zeichens: Nebel oder Wolke

Farbe des Zeichens: hellgrau

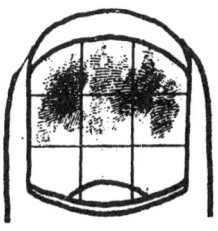

*Das Zeichen für Schwindel
auf dem Daumennagel*

Fall 1: Dr. Wang untersuchte die Fingernägel einer 45jährigen Bäuerin und stellte ihre Diagnose: Schwindelgefühle. Auf beiden Daumennägeln war ein ziemlich großer, nebliger hellgrauer Streifen zu sehen. Die Patientin berichtete, daß sie seit sieben bis acht Jahren an teils leichten, teils schweren Schwindelanfällen leide. Die Ursache dafür war unklar.

Fall 2: Ein 34jähriger Fabrikarbeiter litt an Schwindelgefühlen und fürchtete, er habe einen Hirntumor. Auf beiden Daumennägeln waren nebelhafte gräulich-purpurne Zeichen zu sehen. Außerdem war ein schräger Streifen am fernen Ende der ulnaren Seite beider Daumennägel erkennbar. Er war an der linken Hand violett und an der rechten dunkelviolett. Der Patient litt also auch an Kopfschmerzen, die auf der rechten Seite stärker waren. Dr. Wang sagte ihm, daß kein Zeichen für einen Hirntumor vorhanden sei.

Es lag jedoch ein recht schwerer *Qi-* und Blutstau vor, und darauf waren die Schwindelanfälle wahrscheinlich zurückzuführen. Der Patient erzählte, er sei vor zwei Jahren vom Fahrrad gefallen und habe sich tagelang sehr benommen gefühlt. Seitdem leide er an Schwindel und Kopfschmerzen und sei nur gelegentlich symptomfrei. Im letzten halben Jahr seien die Symptome stärker geworden und hielten länger an. Er war meist erschöpft und reizbar.

Dr. Wang behandelte den Patienten mit Rhizoma Curcuma Zedorariae (*E Zhu*), Ramulus Cinnamoni (*Gui Zhi*), Fructus Ligustri Lucidi (*Nu Zhen Zi*), Herba Ecliptae Prostrae (*Han Lian Cao*), Radix Ligustici Wallichii (*Chuan Xiong*), Exocarpium Semenis Phaseoli Munginis (*Lu Dou Yi*), Fructus Viticis (*Man Jing Zi*), Rhizoma Corydalis Yanhusuo (*Yan Hu Suo*) und Herba Pycnostelmae Paniculati (*Xu Chang Jing*). Der Patient erhielt sieben Packungen als Abkochung.

Als der Patient wiederkam, berichtete er, daß die Symptome nachgelassen hätten und er sich besser fühle. Die Zeichen auf beiden Nägeln waren heller geworden. Das Zeichen auf dem rechten Daumennagel war nun lila. Dr. Chang verordnete daher die gleichen Arzneien für einen weiteren halben Monat.

Beim dritten Besuch waren die Zeichen auf den Fingernägeln fast ganz verschwunden. Die Zeichen am fernen Ende der ulnaren Seite beider Daumennägel waren hellrot geworden. Dr. Wang riet dem Patienten, die Arzneien sicherheitshalber weitere zwei Wochen einzunehmen.

3. Kurzsichtigkeit

Nach der TCM ist Kurzsichtigkeit mitunter auf *Yang*-Mangel im Herzen zurückzuführen, manchmal auch auf einen Überschuß an *Yin*, der dazu führt, daß Schleim die Versorgung des Auges mit klarem *Yang* behindert. Eine weitere mögliche Ursache ist Blutmangel in der Leber und *Yin*-Mangel in den Nieren; in diesem Fall verliert das Auge seine Nährstoffe und Flüssigkeiten. Kurzsichtigkeit kann auch angeboren oder auf Überanstrengung zurückzuführen sein.

Ort des Zeichens: nahes Ende der radialen Seite des Daumennagels

Form des Zeichens: Nebel oder Wolke

Farbe des Zeichens: hellgrau

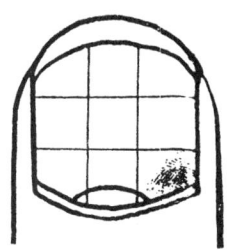

Das Zeichen für Kurzsichtigkeit auf dem linken Daumennagel

Fall: Bei einer 18jährigen Lehrerin fand Dr. Wang eine hellgraue Wolke am nahen Ende der radialen Seite beider Daumennägel. Am linken Daumen war die Farbe kräftiger als am rechten. Dr. Wang diagnostizierte Kurzsichtigkeit des linken und, in etwas geringerem Umfang, des rechten Auges. Ein Sehtest (den die Fingernageldiagnose nicht ersetzen will) am selben Tag bestätigte die Diagnose.

4. Glaukom (Grüner Star)

In der TCM heißt das Glaukom „grüner Wind der inneren Stauung", weil der Zustand des Auges sich plötzlich wie der Wind verändert. Die Ursache ist meist eine Depression, die den Strom des Leber-*Qi* behindert. Das führt zu Feuer und innerem Wind, der aufsteigt und das Auge stört. Weitere mögliche Ursachen sind *Yin*-Mangel in der Leber und in den Nieren sowie Störungen im *Qi*- und Blutfluß.

Ort des Zeichens: nahes Ende der
radialen Seite des Daumennagels

Form des Zeichens: Welle

Farbe des Zeichens: grau

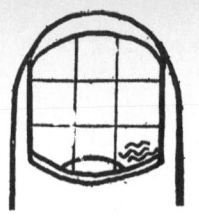

*Das Zeichen für ein Glaukom
am linken Daumennagel*

Fall: Bei einer 43jährigen Arbeiterin fand Dr. Wang graue Wellenlinien am nahen Ende der radialen Seite des linken Daumennagels. Ihre Diagnose lautete: Glaukom. Die Patientin berichtete, eine Untersuchung im Krankenhaus habe zur gleichen Diagnose geführt.

5. CHRONISCHE RHINITIS

In der TCM heißt die chronische Rhinitis „tiefe Verstopfung der Nase". Das Hauptsymptom ist eine chronisch verstopfte Nase. Der Schleim in der Nase und in den Lungen kann eitrig sein. In der Regel sind auch die Nieren betroffen.

Ort des Zeichens: mittleres und
fernes Ende der Daumennagelmitte

Form des Zeichens: Streifen

Farbe des Zeichens: leuchtend rot
oder lila bei akuten Schüben, hellrot
dazwischen

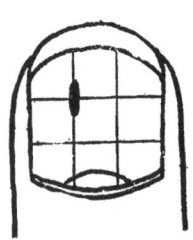

*Das Zeichen für chronische
Rhinitis am rechten Daumennagel*

Fall: An den Nägeln einer 35jährigen Technikerin stellte Dr. Wang einen geraden, leuchtend roten Streifen am mittleren und fernen Ende der Mitte des rechten Daumennagels fest. Dr. Wang schloß daraus auf chronische Rhinitis. Die Patientin bestätigte, daß sie seit über sieben Jahren daran leide. Ihre Symptome waren eine verstopfte Nase, reduzierter Geruchssinn und gelber Ausfluß aus der Nase. Außerdem klagte sie über Benommenheit und Kopfschmerzen.

6. Kieferhöhlenentzündung

Kieferhöhlenentzündung ist die häufigste Form der Sinusitis. Die TCM nennt auch sie „tiefe Nasenverstopfung". Typisch für diese Krankheit ist ein dicker, bisweilen übelriechender Ausfluß aus der Nase. Eine mögliche Ursache ist *Qi*- und Blutmangel in den Lungen und in der Milz. Chronische Kieferhöhlenentzündung ist oft auf Kälte und Verschleimung zurückzuführen. Reines *Yang* kann nicht aufsteigen, und es besteht ein Mangel an gutem *Qi*.

Ort des Zeichens: mittlerer Teil des Daumennagels

Form des Zeichens: Punkt, Streifen, Dreieck, Kegel

Farbe des Zeichens: hellrot

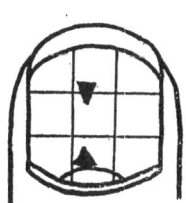

Das Zeichen für chronische Kieferhöhlenentzündung auf dem rechten Daumennagel

Fall: Eine 42jährige Arbeiterin klagte über Atemnot und unregelmäßigen Herzschlag. Am nahen und fernen Ende der Mitte des linken Mittelfingers befand sich ein hellroter runder Punkt, am nahen Ende der Mitte der beiden Daumennägel ein hellrotes Dreieck und ein lila Kegel. Dr. Wang teilte der Patientin mit, sie habe Extrasystolen und Kieferhöhlenentzündung.

Die Patientin berichtete, ein EKG habe zur gleichen Diagnose geführt. Von der Kieferhöhlenentzündung wußte sie jedoch nichts. Allerdings spürte sie Trockenheit in der Nase, litt an Nasenverstopfung und hatte einen Ausfluß. Später bestätigte eine Röntgenuntersuchung die Erkrankung der Kieferhöhlen.

7. NASENRACHENKARZINOM

Das Hauptsymptom des Nasenrachenkarzinoms ist ein dicker gelber Schleim, der aus der Nase läuft. Wenn dieser Zustand anhält, wird bald übelriechender, blutiger Schleim abgesondert, und der Patient leidet an Kopfschmerzen und Schwindel. Das zeigt, daß sich *jue yin* gebildet hat, das heißt, aufsteigendes Leber-*Yang* zieht Schleim in die Nase.

Ort des Zeichens: mittlerer Teil des Daumennagels

Form des Zeichens: Streifen, Haken, Punkt, Stock

Farbe des Zeichens: schwarz oder schwarzviolett

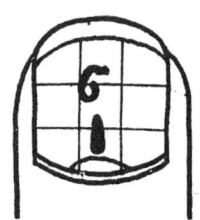

Das Zeichen für ein Nasenrachen-karzinom auf dem rechten Daumennagel

Fall 1: Bei einem 48 Jahre alten Mann entdeckte Dr. Wang ein schwarzes Zeichen in Form eines Stocks, umgeben von einer lila Farbe, am nahen Ende der Mitte des rechten Daumennagels. Ein weiteres, schwarzviolettes und hakenförmiges Zeichen befand sich am mittleren und fernen Ende. Dr. Wang diagnostizierte ein Nasenrachenkarzinom. Der Patient bestätigte, daß diese Diagnose vor einem Jahr gestellt worden war und daß man ihn radiologisch behandelte.

Fall 2: Ein 63jähriger Mann konsultierte Dr. Wang. Auf seinem rechten Daumennagel befand sich in der Mitte ein schwarzvioletter Punkt am mittleren und fernen Ende. Am nahen Ende war ein lila Punkt zu sehen. Dr. Wang diagnostizierte ein Nasenrachenkarzinom. Daraufhin ließ der Patient sich untersuchen, und die Diagnose bestätigte sich.

8. Chronische Laryngitis

Die TCM nennt diese Krankheit Hals-*Bi*. Die wichtigsten Symptome sind ein trockener Hals und das Gefühl, einen Fremdkörper im Rachen zu haben. Die Ursache dafür sind chronischer Mangel an Nierenflüssigkeit und Feuer, das nach oben drängt, die Lungen versengt und den Hals reizt.

Ort des Zeichens: fernes Ende des Daumennagels

Form des Zeichens: Punkt

Farbe des Zeichens: hellrot in ruhigen Phasen, sonst lila

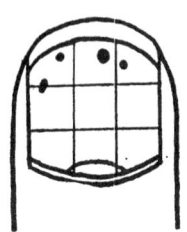

Das Zeichen für chronische Laryngitis am rechten Daumennagel

Fall: Ein 31jähriger Arbeiter suchte Dr. Wang auf, weil er ständig einen Fremdkörper im Hals spürte. Am fernen Ende seines rechten Daumennagels waren vier purpurrote Tupfen zu sehen, zwei davon an der radialen Seite. Dr. Wang diagnostizierte chronische Laryngitis. Der Patient konnte den Fremdkörper weder schlucken noch ausspucken, hatte aber keine Beschwerden beim Essen. Schulmedizinisch war er bereits häufig und ohne Erfolg behandelt worden.

Bei der Therapie bemühte sich Dr. Wang, das Qi zu berichtigen, das Blut zu beschleunigen und das *Yin* zu kräftigen. Sie verordnete folgende Arzneien: Pericarpium Trichosanthis Kirlowii (*Gua Lou Pi*), Radix Trichosanthis Kirlowii (*Tian Hua Fen*), Radix Glenniae Littoralis (*Sha Shen*), Calyx Viridis Prunus Makino (*Lu E Mei*), Radix Salviae Miltiorrhizae (*Dan Shen*). Der Patient erhielt sieben Packungen als Abkochung.

Sieben Tage später kam der Patient wieder und berichtete, sein Zustand habe sich nach drei Tagen merklich gebessert. Nachdem er alle sieben Packungen verbraucht hatte, war er nahezu geheilt. Sicherheitshalber nahm er jedoch noch einige weitere Packungen. Die vier Tupfen auf dem rechten Daumennagel waren nun nicht mehr lila, sondern hellrot.

9. MANDELENTZÜNDUNG

Die TCM nennt die Mandelentzündung „Milchmotte". Die Hauptsymptome sind ein wunder Rachen und geschwollene Mandeln. Der chinesische Name ist auf die weißen Flecken auf den Mandeln zurückzuführen, die milchigweiß aussehen und die Form einer Motte auf einer Baumrinde haben. Eine akute Tonsillitis ist meist die Folge heißer Gifte in den Lungen und im Magen, während chronische Mandelentzündung auf *Yin*-Mangel in den Lungen und Nieren zurückgeht.

Ort des Zeichens: nahes Ende der radialen Seite des Daumennagels

Form des Zeichens: Halbkreis

Farbe des Zeichens: hellrot bei chronischer, leuchtend rot oder lila bei akuter Entzündung

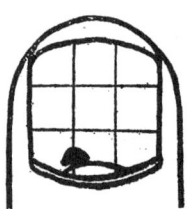

Das Zeichen für Mandelentzündung
am rechten Daumennagel

Fall: Bei einer elfjährigen Schülerin fand Dr. Wang einen violetten Halbkreis am nahen Ende der radialen Seite beider Daumennägel. Die Diagnose lautete: Mandelentzündung. Die Mutter bestätigte, daß der Arzt diese Diagnose ebenfalls gestellt und dem Kind Penicillin injiziert hatte.

10. KARIES

Die TCM nennt den Zahnverfall auch „Zahnparasiten". Die Ursache ist zuviel Hitze im *yang ming* und Zerstörung des Zahnschmelzes durch Parasiten. Ein Ast des Fuß-*yang-ming* reicht bis zu den oberen Zähnen, ein Ast des Hand-*yang-ming* bis zu den unteren Zähnen. Wenn zuwenig Mark vorhanden ist oder die Gefäße des *yang ming* leer sind, erkranken die Zähne. Darum haben Kraft und Menge des Nieren-*Qi* ebenfalls Einfluß auf die Gesundheit der Zähne.

Ort des Zeichens: nahes Ende der radialen Seite des Daumennagels

Form des Zeichens: Streifen

Farbe des Zeichens: hellrot

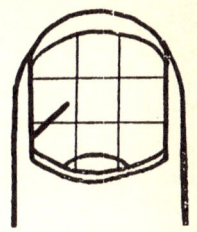

Das Zeichen für Karies am rechten Daumennagel

Fall: Bei einer 26jährigen Arbeiterin fand Dr. Wang einen schrägen violetten Streifen auf dem nahen Ende der radialen Seite des rechten Daumennagels und diagnostizierte Karies. Die Patientin bestätigte, daß sie einen kariösen Zahn habe, der zwar gefüllt worden sei, aber immer noch schmerze.

KRANKHEITEN DES OBEREN ERWÄRMERS

1. BRONCHITIS

In der TCM gehört die Bronchitis in dieselbe Gruppe wie Husten und Erkältungen. Man unterscheidet eine chronische und eine akute Form. Das Hauptsymptom ist der Husten, manchmal tritt auch Atemnot auf. Von der Bronchitis sind vor allem die Lungen betroffen, und die wichtigste Ursache ist *Qi*-Stau in den Lungen. Außerdem können der Magen und die Därme Hitze speichern, die die Lungen schädigt. Eine weitere Ursache ist *Yin*-Mangel in den Lungen und Nieren.

Ort des Zeichens: ferne Ende der
radialen Seite des Zeigefingernagels

Form des Zeichens: schräger Streifen

Farbe des Zeichens: hellrot zwischen
den Anfällen, sonst leuchtend rot

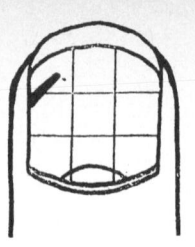

*Das Zeichen für Bronchitis
am rechten Nagel des Zeigefingers*

Fall 1: Bei einer 70jährigen Frau fand Dr. Wang einen Streifen, der
schräg nach rechts oben verlief. Er war leuchtend rot und befand sich
am mittleren und fernen Ende der radialen Seite des rechten Zeigefingernagels. In der Mitte dieses Zeichens war ein lila Tupfen zu sehen.
Das waren Indizien für eine Bronchitis. Die Patientin berichtete, sie
habe vor einem halben Monat Grippe gehabt und leide immer noch an
Husten und Atemnot. Sie huste Schleim ab, besonders am Morgen.
Dr. Wang riet der Frau, sich sofort untersuchen zu lassen. Dabei stellte
sich heraus, daß die Lungenadern vergrößert waren, vor allem in der
rechten oberen Lunge. Sonst war nichts abnorm.

Fall 2: Bei einem 36jährigen Mann war am fernen Ende der radialen
Seite des linken Zeigefingernagels ein Streifen zu sehen, der nach rechts
unten führte. Er war leuchtend rot. Dr. Wang diagnostizierte Tracheitis, vor allem linksseitig. Der Patient bestätigte, daß er vor zwei Wochen eine Grippe gehabt habe und immer noch huste. Vor einem Tag
war er im Krankenhaus gewesen, wo man in der Tat Tracheitis festgestellt hatte.

2. ASTHMA

Die TCM ordnet das Asthma unter Stenoseatmung und Atemnot ein.
Es gibt zwei Arten: die schwere Atmung (*xiao*) und die keuchende
Atmung (*chuan*). Die Hauptsymptome sind kurze, schnelle Atemzüge
mit einem pfeifenden Geräusch im Rachen, verstopfte Lungen, Atemnot und Beschwerden beim flachen Liegen. Die Ursachen sind kompli-

ziert. Es kann sein, daß Schleim und *Qi* zusammen die Atemwege blok-
kieren oder daß die Lungen schwach werden. Im *Nei Jing* heißt es, *tai
yin* und *yang ming* sein die Kanäle der Atemnot und die Lungen und
Nieren seien ihre Eingeweide.

Ort des Zeichens: nahes Ende der
radialen Seite des Zeigefingernagels

Form des Zeichens: Oval

Farbe des Zeichens: hellrot oder
hellgrau

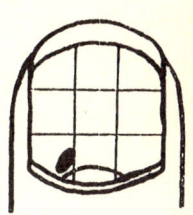

*Das Zeichen für Asthma am Nagel
des rechten Zeigefingers*

Fall: Eine 38jährige Patientin klagte über Atemnot, Nervosität und Herzklopfen. Eine Untersuchung ergab, daß das Herz gesund war. Dr. Wang
entdeckte jedoch ein hellrotes Oval am nahen Ende der radialen Seite
beider Zeigefingernägel und diagnostizierte Asthma. Beim Abhorchen
war ein pfeifendes Geräusch in der oberen rechten Lunge zu hören.
Die Frau bestätigte, daß sie seit 20 Jahren an Asthma leide.

3. LUNGENENTZÜNDUNG

Die TCM nennt die Lungenentzündung „Lungenwind-Hitze-Atemnot",
„Lungenhitze-Atemnot und Husten", „Lungenblockade, Atemnot und
Husten" usw. Sie gehört in die Gruppe der Hitzekrankheiten, und ihre
Hauptsymptome sind Fieber, Husten und Atembeschwerden. Üble Hitze
steigt auf und schädigt zunächst die Lungen. Wenn dort Mangel an *Qi*
herrscht und das gute *Qi* sich nicht durchsetzen kann, verlieren die
Lungen die Fähigkeit, sich zu reinigen, und die Folge ist eine Blockade.
Zuviel Schleim und Hitze können die Atemwege ebenfalls verstopfen.

Ort des Zeichens: nahes Ende des
Mittelteils des Zeigefingernagels

Form des Zeichens: Sichel, Kegel,
Scheibe

Farbe des Zeichens: leuchtend rot
oder lila

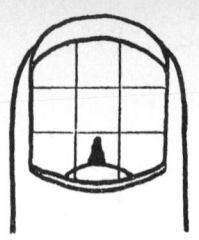

*Das Zeichen für Lungenentzündung
am Nagel des rechten Zeigefingers*

Fall: Eine 32jährige Ingenieurin kam, um sich untersuchen zu lassen.
Dr. Wang fand am rechten Zeigefingernagel am nahen Ende des Mittelteils ein scheibenförmiges Zeichen und stellte die Diagnose „Lungenentzündung". Die Patientin berichtete, sie huste seit zwei Wochen
und sei immer noch krank. Vor einer Woche habe sie sich untersuchen
lassen, aber man habe nichts gefunden. Dr. Wang riet zu einer zweiten
Untersuchung. Dabei wurde ein dunkler Schatten in der rechten oberen Lunge entdeckt. Die Patientin erhielt chinesische und westliche
Arzneien.

4. LUNGENTUBERKULOSE

Die TCM nennt die Tuberkulose auch „Lungenschwindsucht". Die
Hauptsymptome sind Husten, Bluthusten, Fieberschübe, Nachtschweiß
und Auszehrung. Betroffen sind neben den Lungen auch die Milz und
die Nieren. Die Milz ist die Quelle der Transformation. Wenn sie leer
ist, werden Wasser und *Qi* nicht mehr nach oben in die Lungen befördert, und die Folge ist ein Mangel an Lungenflüssigkeit. Die Nieren
sind der frühere Himmel, die vorgeburtliche Wurzel. Wenn sie erschöpft
sind, kann Hitze die Lungenflüssigkeit verzehren.

Ort des Zeichens: nahes Ende des
Zeigefingernagels

Form des Zeichens: runder Tupfen

Farbe des Zeichens: lila oder leuchtend rot

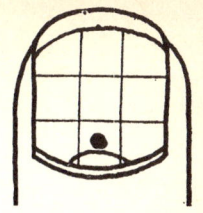

Das Zeichen für Tuberkulose
am Nagel des rechten Zeigefingers

Fall: Eine 35jährige Bäuerin klagte über Husten, Gewichtsverlust,
Nachtschweiß und unregelmäßige Menstruation. Am nahen Ende der
radialen Seite des rechten Zeigefingernagels befand sich ein runder lila
Tupfen. Leuchtend rote Linien strahlten davon aus. Dr. Wang diagnostizierte eine Tuberkulose und schickte die Patientin ins Krankenhaus.
Eine Woche später berichtete die Patientin, man habe Tuberkulose in
der oberen rechten Lunge festgestellt.

Nachtrag: Verkalkungsfleck
Wenn eine Tuberkulose ausgeheilt ist, kann ein verkalkter Fleck zu-
rückbleiben. Das Zeichen dafür ist am selben Ort und in der gleichen
Form wie bei der Krankheit zu finden, aber seine Farbe ist hellgrau.

Fall: Bei einer 48jährigen Arbeiterin fand Dr. Wang zwei runde Tupfen
am nahen Ende des Mittelteils und an der ulnaren Seite des rechten
Zeigefingernagels. Der erstere war größer, und beide waren hellgrau.
Die Patientin berichtete, ihr Vater sei in ihrer Kindheit lungenkrank
gewesen, und sie habe engen Kontakt mit ihm gehabt. Vor Jahren habe
man bei einer Untersuchung zwei verkalkte Stellen in ihren Lungen
entdeckt.

5. LUNGENKREBS

Nach der TCM entsteht primärer Lungenkrebs, wenn das gute *Qi* ge-
schädigt ist und danach Gifte in die Lungen eindringen. Was die vier
Krankheitsursachen – *Qi*, Blut, Schleim und Essen –, angeht, so ist
Lungenkrebs dem *Qi* zuzuschreiben. Wenn das Lungen-*Qi* sich staut,

kann die Lunge ihre Funktion als Verteilerin nicht mehr erfüllen; dann sind der *Qi-* und der Blutstrom gestört und die Gefäße verstopft. Klinische Symptome sind Husten, Bluthusten, Brustschmerzen und Fieber. Der Verlauf der Krankheit hängt auch von der betroffenen Stelle ab. Der zentrale Lungenkrebs erscheint früh, der periphere später.

Ort des Zeichens: nahes Ende des Zeigefingernagels

Form des Zeichens: Tupfen, Streifen, Stock, Oval

Farbe des Zeichens: schwarz, schwarzviolett, lila, gelb

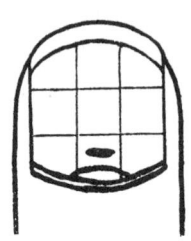

Das Zeichen für Lungenkrebs auf dem Nagel des rechten Zeigefingers

Fall: Bei einem 75jährigen Rentner fand Dr. Wang am nahen Ende des Mittelteils des Zeigefingernagels ein schwarzviolettes Oval, umgeben von gelber Farbe. Ein weiterer schwarzer Tupfen war am nahen Ende der ulnaren Seite desselben Nagels zu sehen. Der Patient berichtete, er habe vor einem Monat plötzlich zu husten begonnen, und der Husten habe sich verschlimmert. Bei einer Untersuchung im Krankenhaus stellte sich heraus, daß er an einem peripheren Lungenkarzinom litt.

6. SPEISERÖHRENENTZÜNDUNG

In der TCM gilt diese Krankheit als Verspannung des Zwerchfells. Die Ursache ist entweder eine geschädigte Milz mit *Qi-*Stau, eine geschädigte Leber mit *Qi-*Stau oder zuwenig *Yin* im Blut. Der Patient leidet ständig unter Brechreiz, selbst wenn er wenig ißt, und hat häufig ein bitteres, kaltes Gefühl und Schmerzen in der Brust, so daß er nur mühsam atmen kann. Das Hauptsymptom sind nicht Schluckbeschwerden, sondern brennende Schmerzen im Bereich des Brustbeins. Weitere Symptome sind Herzgeräusche und Seufzen.

Ort des Zeichens: Mittelteil des Zeigefingernagels

Form des Zeichens: Streifen, Stock, Winkel

Farbe des Zeichens: hellrot zwischen den Schüben, sonst leuchtend rot

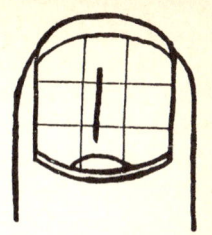

Das Zeichen für Speiseröhrenentzündung am Nagel des rechten Zeigefingers

Fall 1: Bei einer 50jährigen Bäuerin fand Dr. Wang einen Streifen am Mittelteil des rechten und linken Zeigefingernagels. Das ferne Ende des Zeichens war recht dick und zeigte einen Einschnitt, das nahe Ende war leuchtend rot. Dr. Wang diagnostizierte eine Speiseröhrenentzündung, die im unteren Teil ernster war.

Die Patientin berichtete, die hintere Kante ihres Brustbeins schmerze und sei geschwollen, und wenn sie schlucke, verspüre sie ein Brennen und ein Hindernis. Bei Untersuchungen in mehreren Krankenhäusern habe man eine Speiseröhrenentzündung festgestellt, die im unteren Teil weiter fortgeschritten sei.

Fall 2: Bei einem 35 Jahre alten Arbeiter befand sich ein rotes Zeichen in der Form eines Stocks am Mittelteil des rechten Zeigefingers. Dr. Wang diagnostizierte chronische Speiseröhrenentzündung. Einige Tage später bestätigte eine endoskopische Untersuchung diesen Befund.

Fall 3: Bei einem 25jährigen Busfahrer entdeckte Dr. Wang ein leuchtend rotes Zeichen in der Form eines Stocks am Mittelteil des rechten Zeigefingernagels. Sein fernes Ende war gerundet und lila. Die Diagnose lautete: Speiseröhrenentzündung. Der Patient berichtete, man habe ihn vor einer Woche endoskopisch untersucht und eine akute Speiseröhrenentzündung festgestellt. Seine Symptome verschlimmerten sich nach dem Essen, und er traue sich nicht, harte Speisen zu essen.

7. SPEISERÖHRENKREBS

Der Speiseröhrenkrebs gehört in der TCM zu den Verspannungen des Zwerchfells. Das Hauptsymptom sind zunehmende Schluckbeschwerden. Wenn die Lungen Schaden nehmen, staut sich das *Qi*, und Flüssigkeiten können nicht mehr fließen, sondern bilden Schleim. Wird die Leber geschädigt, kann das Blut nicht mehr ungestört strömen und sammelt sich an. Schleim und gestautes Blut behindern dann das Zwerchfell, so daß der obere Teil des Körpers nicht mehr mit dem unteren harmoniert. Nach der TCM hängt diese Krankheit also eng mit der Leber und den Lungen zusammen.

Ort des Zeichens: Mittelteil des Zeigefingernagels

Form des Zeichens: Tupfen

Farbe des Zeichens: schwarz, schwarzviolett, hellgelb

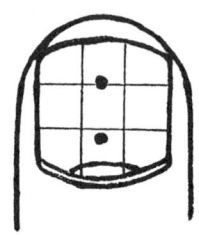

Das Zeichen für Speiseröhrenkrebs am Nagel des rechten Zeigefingers

Fall: Bei einem 58jährigen Bauern fand Dr. Wang am fernen und nahen Ende des Mittelteils des rechten Zeigefingernagels je einen Tupfen. Der eine war schwarzviolett, der andere lila. Eine lila Linie verband beide Punkte. Am Nagel des linken Zeigefingers war das gleiche Zeichen zu sehen, nur die Farbe war heller. Dr. Wang diagnostizierte Speiseröhrenkrebs.

Nach der Diagnose berichtete der Patient, er habe Schluckbeschwerden und könne seit drei Monaten keine festen Speisen mehr essen. Die von Dr. Wang empfohlene Röntgenuntersuchung bestätigte die Diagnose.

8. ATHERIOSKLEROSE DER HERZKRANZGEFÄSSE

In der TCM ist diese Krankheit ein *Bi* des Brustkorbs mit Herzbeschwerden. Wenn das *Yang* der Milz nicht weiterbefördert und das Feuer des Lebenstores schwächer wird, kann das Herz-*Yang* nicht aufsteigen. Das gilt auch dann, wenn in Lungen und Nieren ein Mangel an *Yin* und im Herzen ein Mangel an Blut herrscht. Wenn das Herz-*Yang* nicht aufsteigt, hemmt erstarrende Kälte den Blutstrom. Ist der Körper zudem verschleimt, blockiert *Bi* die Herzgefäße und *Qi* und Blut können nicht mehr zirkulieren. Das führt zu Schmerzen in der Herzgegend. Ist der Zustand noch ernster, droht ein Myokardinfarkt. Die TCM kümmert sich daher zunächst um das Herz-*Yang* und den inneren Blutstau.

Ort des Zeichens: mittleres und fernes Ende der ulnaren Seite des linken Mittelfingernagels

Form des Zeichens: meist ein Dreieck, manchmal ein Oval

Farbe des Zeichens: hellrot, lila

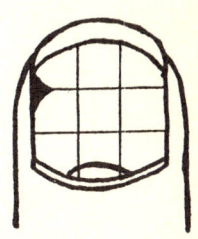

*Das Zeichen für eine Herzkrankheit
am Nagel des linken Mittelfingers*

Fall 1: Ein 60jähriger Rentner klagte über ein Gefühl der Enge in der Brust, das sich in letzter Zeit verschlimmert habe. Er war bisher nie herzkrank gewesen, aber auch nie untersucht worden. Dr. Wang fand am nahen Ende des Mittelteils des linken Mittelfingernagels ein dunkelviolettes Oval. Die Diagnose lautete: Myokardinfarkt. Der Patient ließ sich ein EKG machen, das einen alten Myokardinfarkt enthüllte.

Fall 2: Eine 47 Jahre alte Buchhalterin litt seit zwei Jahren an Atemnot und Enge in der Brust. Seit einem Jahr hatte sie gelegentlich Herzklopfen. Am Mittelteil der ulnaren Seite des linken Mittelfingernagels befand sich ein leuchtend rotes Dreieck. Dr. Wangs Diagnose lautete: koronare Herzerkrankung und Sinustachykardie. Die Patientin hatte einen Puls von 112 Schlägen in der Minute. Sie ließ sich sofort untersuchen, und das EKG enthüllte eine Myokardischämie.

9. Rheumatische Herzkrankheit

Die TCM ordnet die rheumatische Herzkrankheit unter Herzrasen, Atemnot oder Wasserschwellung ein, je nach den Hauptsymptomen. Bei dieser Krankheit schädigen Wind, Kälte und Feuchtigkeit den Körper und schließlich das Herz. Die Herzgefäße verengen sich vor Schmerzen, und das Herz wird nicht mehr genügend ernährt. Das Lungen-Qi und das Blut stauen sich. Dieser Zustand kann auf den Dreifachen Erwärmer übergreifen, so daß die Milz nicht mehr richtig arbeitet und die Nieren das Qi nicht mehr umwandeln. Wasser schädigt das Herz und die Lungen. Die Ursache dafür ist der Mangel an Qi im Herzen, in der Milz und in den Nieren.

Ort des Zeichens: mittleres und fernes Ende der ulnaren Seite des linken Mittelfingernagels

Form des Zeichens: Streifen oder Dreieck

Farbe des Zeichens: hellrot, hell-violett

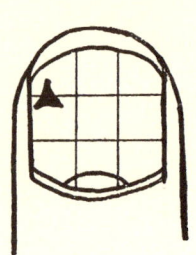

Das Zeichen für eine rheumatische Herzkrankheit am Nagel des linken Mittelfingers

Fall: Bei einer 43jährigen Frau entdeckte Dr. Wang ein violettes Dreieck am mittleren und fernen Ende der ulnaren Seite des linken Mittelfingernagels. Sie diagnostizierte eine rheumatische Herzkrankheit mit dem Verdacht auf Mitralstenose. Die Patientin berichtete, sie leide seit über zehn Jahren an dieser Krankheit. Sie sei oft nervös und habe Herzklopfen, manchmal auch Herzrhythmusstörungen. Diese Diagnose war vor einem Jahr nach einer Ultraschallkardiographie und Röntgenaufnahmen gestellt worden.

10. Paroxysmale Tachykardie

In der TCM heißt diese Krankheit „Herzklopfen“. Sie kommt und geht in festen Abständen und ist auf Fülle- oder Mangelzustände zurückzuführen, zum Beispiel auf Blutmangel im Herzen, der zu einem *Yang*-Überschuß führt. *Yin*-Mangel und *Yang*-Überschuß können auch angeboren sein. Die Folge ist ein schwerer, zu schneller Herzschlag. Am häufigsten kommen die paroxysmale ventrikuläre Tachykardie und die Sinustachykardie vor, deren Fingernagelzeichen unterschiedlich sind.

Ort des Zeichens: die Mitte des linken Mittelfingernagels

Form des Zeichens: langer senkrechter oder schräger Streifen

Farbe des Zeichens: hellrot

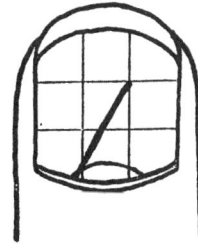 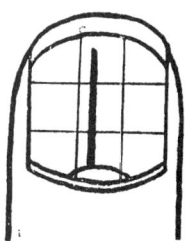

Das Zeichen für paroxysmale Tachykardie am Nagel des linken Mittelfingers

Das Zeichen für paroxysmale ventrikuläre Tachykardie am Nagel des linken Mittelfingers

Fall 1: Bei einer 33 Jahre alten Ingenieurin fand Dr. Wang in der Mitte des linken Mittelfingernagels einen langen, nach rechts geneigten leuchtend roten Streifen. Die Diagnose lautete: paroxysmale ventrikuläre Tachykardie. Die Patientin berichtete, sie leide seit über zwei Jahren an Herzklopfen und enger Brust, anfangs alle 1–3 Monate, später häufiger und stärker. Außerdem war sie müde und benommen, und ihr Puls erreichte mitunter 180–200 Schläge pro Minute. Sie ließ ein EKG machen, und die Diagnose bestätigte sich.

Fall 2: Eine 29jährige Fabrikarbeiterin klagte über Nervosität und Enge in der Brust. Dr. Wang fand einen langen, senkrechten violetten Streifen, der in der Mitte des linken Mittelfingernagels vom nahen bis zum fernen Ende reichte. Die Diagnose lautete: Sinustachykardie. Der Puls betrug 136 Schläge in der Minute. Ein EKG bestätigte die Diagnose.

11. EXTRASYSTOLEN

Extrasystolen werden in der TCM auch „regelmäßig unterbrochener Puls" genannt. In der klinischen Praxis wird zwischen funktionellen und krankhaften Extrasystolen unterschieden. Das Hauptsymptom sind Pausen im Herzschlag oder plötzliche Beschleunigung. Eine gelegentliche Extrasystole bleibt meist unbemerkt. Die TCM führt diese Störung auf Schäden im *Qi* und im Blut, *Qi*- und Blutstau oder Blockade der Herzgefäße zurück.

Ort des Zeichens: nahes und fernes Ende der Mitte des linken Mittelfingernagels sowie nahes und fernes Ende des Mittelteils des linken Zeigefingernagels (letzteres selten)

Form des Zeichens: Tupfen

Farbe des Zeichens: hellrot

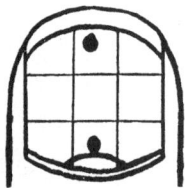

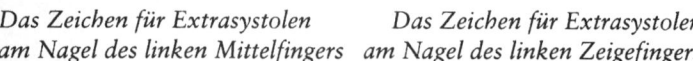

Das Zeichen für Extrasystolen　　*Das Zeichen für Extrasystolen*
am Nagel des linken Mittelfingers　*am Nagel des linken Zeigefingers*

Fall 1: Ein 57jähriger Mann klagte über Enge in der Brust und schnelle Atmung. Dr. Wang fand je einen runden hellroten Tupfen am nahen und fernen Ende des Mittelteils seines linken Mittelfingernagels. Die Diagnose lautete: Extrasystolen. Der Patient berichtete, sein Herzschlag setze seit über einem Jahr manchmal aus. Man habe insgesamt acht EKGs gemacht, und nur eines habe Extrasystolen nachgewiesen.

Fall 2: Bei einer 62 Jahre alten Rentnerin fand Dr. Wang je einen runden violetten Tupfen am nahen und fernen Ende der Mitte des linken Mittelfingernagels. Eine dünne violette Linie verband beide Punkte. Sie diagnostizierte Extrasystolen und Sinustachykardie. Vor einem Monat hatte die Patientin ein EKG machen lassen, und die Diagnose entsprach Dr. Wangs Befund.

KRANKHEITEN DES MITTLEREN ERWÄRMERS

1. CHRONISCHE GASTRITIS

In der TCM gilt die chronische Gastritis als „Schmerz in der Magenhöhle mit Leberschmerz und Magenrückfluß". Die klinischen Symptome sind unterschiedlich, schließen aber schlechte Resorption, Magenbeschwerden, Aufstoßen und Übelkeit ein. Nach der TCM hat die Krankheit folgende Ursachen: Die Leber sondert zuwenig Sekrete ab, der Magen verliert seine Harmonie, Magen und Leber arbeiten nicht mehr reibungslos zusammen, und in der Leber und im Magen befindet sich unterdrückte Hitze. Anfangs sind die Gefäße und das *Qi* geschädigt, später auch das Blut. Anhaltende Beschwerden können das zentrale *Qi* schädigen.

Ort des Zeichens: fernes Ende der radialen Seite des rechten Mittelfingernagels

Form des Zeichens: Streifen oder Oval

Farbe des Zeichens: zwischen den Schüben hellrot, sonst violett

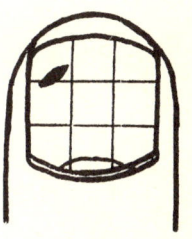

Das Zeichen für chronische Gastritis am Nagel des rechten Mittelfingers

Fall 1: Bei einer 42 Jahre alten Frau fand Dr. Wang ein violettes Oval am fernen Ende der radialen Seite des Mittelfingernagels. Ihre Diagnose lautete: chronische Gastritis. Die Patientin berichtete, sie leide an Magenblutungen, Aufstoßen und Appetitverlust. Später ließ sie sich endoskopisch untersuchen, und es wurde eine atrophische Gastritis festgestellt.

Fall 2: Bei einer zehnjährigen Schülerin war in der Mitte und am fernen Ende der radialen Seite des rechten Mittelfingernagels ein violetter Streifen zu sehen, der von unten links nach oben rechts verlief. Die Umgebung war hellrot. Dr. Wang diagnostizierte chronische Gastritis vor allem im Pförtnerteil des Magens. Eine Barium-Röntgenuntersuchung bestätigte die Diagnose. Die Patientin wurde mit Kräutern behandelt.

2. ZWÖLFFINGERDARMGESCHWÜR

Die TCM nennt diese Krankheit „Schmerzen in der Magenhöhle, Qi-Schmerzen in der Leber und im Magen nebst Herzschmerzen". Die Hauptsymptome sind periodische, rhythmische Schmerzen in der Magengrube und saures Aufstoßen. Die Ursache ist meist unterdrücktes Qi, das die Leber schädigt. Das Leber-Qi fließt horizontal in die falsche Richtung, und es entsteht ein Stau in der Milz und im Magen. Die Ansammlung von Qi führt mit der Zeit zu einer Krankheit. Wenn der Zustand sich verschlechtert, verwandelt sich das unterdrückte Qi in Feuer und schädigt die Gefäße des Magens, so daß sie bluten.

Ort des Zeichens: fernes Ende der Mitte des rechten Mittelfingernagels

Form des Zeichens: rund, oval, dreieckig

Farbe des Zeichens: zwischen den Schüben hellrot, sonst leuchtend rot oder violett

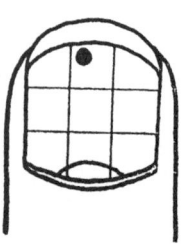

Das Zeichen für Zwölffingerdarmgeschwüre
auf dem Nagel des rechten Mittelfingers

Fall 1: Bei einem 44jährigen Ingenieur fand Dr. Wang ein violettes Dreieck am fernen Ende der Mitte des rechten Mittelfingers. Die Diagnose lautete: Zwölffingerdarmgeschwür. Das einzige Symptom war Unbehagen im Oberbauch. Einige Tage später bestätigte eine Barium-Röntgenuntersuchung die Diagnose.

Fall 2: Ein 55 Jahre alter Fabrikarbeiter klagte über Herzklopfen, Atemnot sowie Blähungen und heftige Schmerzen im Oberbauch. Am Nagel seines rechten Mittelfingers befand sich ein großes Oval, das sich von der Mitte und vom fernen Ende zur radialen Seite des Mittelteils erstreckte. Die beiden Enden dieses Zeichens waren dunkelpurpurn, ihre Mitte violett. Dr. Wang diagnostizierte Gastritis und ein Zwölffingerdarmgeschwür. Jetzt zeigte ihr der Patient einen schriftlichen Befund mit der Diagnose „atrophische Gastritis und bulbäres Zwölffingerdarmgeschwür mit Mißbildung und Flecken".

3. Magenkrebs

Nach der TCM gehört der Magenkrebs mit der Verspannung des Zwerchfells und dem Magenrückfluß in eine Gruppe. Seine Ursachen sind Qi- und Blutstau sowie Verschleimung. Im Anfangsstadium sind die Symptome unauffällig, und die Krankheit wird oft als Magenverstimmung fehldiagnostiziert. Wenn die Stauung länger anhält, wird die Rippenseite bitter (d. h. schmerzhaft) und voll. Der Magen kann keine Nahrung mehr aufnehmen, seine Gefäße nehmen Schaden und Blut sickert heraus. Erbrochenes sieht dann wie roter Bohnensaft aus. Diese Krankheit hängt mit dem Qi, dem Blut, der Milz und dem Magen zusammen.

Ort des Zeichens: Mitte der radialen Seite des rechten Mittelfingernagels

Form des Zeichens: Dreieck, Oval, Nebel

Farbe des Zeichens: schwarz, purpurn

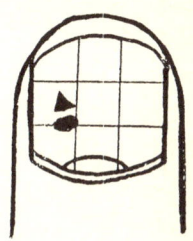

Das Zeichen für Magenkrebs am Nagel des rechten Mittelfingers

Fall: Bei einer 33jährigen Frau fand Dr. Wang ein schwarzes Dreieck in der Mitte der radialen Seite des rechten Mittelfingernagels. Darunter war ein purpurrotes Oval zu sehen. Eine weiße Linie verband beide Zeichen, die auf eine Operation wegen Magenkrebs, vor allem im Bereich des Pförtners, hindeuteten.

Die Patientin berichtete, sie sei in der Tat am Magen operiert worden, und die Diagnose vor dem Eingriff habe „Magengeschwür am Pförtner" gelautet. Nach dem Operationsbericht handelte es sich jedoch um ein Karzinom an der Hinterwand des Pförtners, ein Geschwür an der Hinterwand des Magens und eine Entzündung der kleinen Magenkrümmung. Die Patientin fühlte sich vier Monate nach der Operation immer noch gebläht und litt an Aufstoßen.

4. CHRONISCHE HEPATITIS

Nach der TCM gehört die chronische Hepatitis in eine Gruppe mit Rippenschmerzen an der Seite und Gelbsucht. Die Ursache ist meist eine chronische Infektion durch ein Virus. Hauptsymptome sind Völlegefühl im Brustkorb, Appetitlosigkeit, geistige und körperliche Erschöpfung, Blähbauch und seitliche Rippenschmerzen. Nach der TCM sind Feuchtigkeit und Schlacken die Ursachen; sie führen entweder zu Mangel an gutem Qi (im Anfangsstadium) oder zu einem Überschuß an schlechtem Qi (im späteren Stadium) in der Milz. Die Krankheit hängt sehr eng mit der Leber, der Gallenblase, der Milz und dem Magen zusammen.

Ort des Zeichens: nahes Ende des Mittelteils des rechten Ringfingernagels und Mittelteil der ulnaren Seite des rechten Ringfingernagels

Form des Zeichens: runder Tupfen, Dreieck, Nebel

Farbe des Zeichens: hellrot oder purpurrot

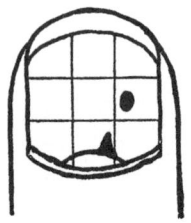

Das Zeichen für chronische Hepatitis am Nagel des rechten Ringfingers

Fall: Bei einem 34 Jahre alten Fabrikarbeiter fand Dr. Wang ein purpurrotes Oval in der Mitte und am nahen Ende der ulnaren Seite des rechten Ringfingernagels. Es war umgeben von einem roten Nebel. Im Oval war ein weißer Streifen erkennbar. Am nahen Ende der Mitte desselben Nagels befand sich darüber hinaus ein purpurrotes Dreieck. Dr. Wang diagnostizierte chronische Hepatitis mit Verdacht auf erhöhte Transaminasewerte und Leberschwellung.

Sie riet dem Patienten zu einer Ulraschalluntersuchung und einem serologischen Test der Leberfunktion. Der Mann hatte vier Jahre zuvor Hepatitis gehabt, und eine Untersuchung hatte vor einem Jahr eine Leberschwellung aufgedeckt. Er litt an Schmerzen an der Seite, Erschöpfung, Blähbauch, Appetitverlust und gelegentlich Übelkeit. Einige Tage danach kehrte der Patient mit einem Bericht zurück. Der Befund lautete: 60 Einheiten Alaninaminotransferase, 14 Einheiten im Thymoltest, Hepatitis-B-Oberflächenantigen positiv. Er bat um eine Behandlung mit Kräutern.

5. LEBERZIRRHOSE

In der TCM heißt das Frühstadium der Leberzirrhose „seitliche Rippenschmerzen", das spätere Stadium „Trommelbauch". Die meisten krankhaften Veränderungen sind chronisch und progressiv. Die Leber arbeitet nicht mehr richtig, und das schädigt die Milz. *Qi* und Blut stauen sich und schädigen das *Yin* der Nieren. Schließlich herrscht in der Leber und in den Nieren *Yin*-Mangel, und der Zustand wird ernst. Im Anfangsstadium sind also Leber und Milz betroffen, im Spätstadium auch die Nieren.

Ort des Zeichens: nahes Ende des Mittelteils des rechten Ringfingernagels oder ulnare Seite des nahen Endes

Form des Zeichens: runder Tupfen oder Dreieck

Farbe des Zeichens: purpurrot, schwarzviolett

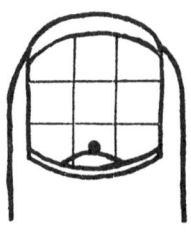

Das Zeichen für Leberzirrhose am Nagel des rechten Ringfingers

Fall 1: Bei einem 49jährigen Fabrikarbeiter fand Dr. Wang ein rundes Zeichen mit einem schwarzen Tupfen am nahen Ende der Mitte des rechten Ringfingernagels und am nahen Ende der ulnaren Seite desselben Fingers. Das war ein Indiz für Leberzirrhose. Der Patient berichtete, er habe bereits Hepatitis gehabt und seine Serumtransaminase sei 1979 gestiegen. Davon habe er sich aber erholt. Da der Patient auch über schlechte Resorption, Auszehrung, Erschöpfung, Blähbauch und gelegentliches Zahnfleischbluten klagte, riet Dr. Wang ihm zu einer Ultraschalluntersuchung. Dabei stellte sich heraus, daß er an Leberzirrhose, Leberschwellung und Bauchwassersucht litt.

Fall 2: Bei einem 64 Jahre alten Mann entdeckte Dr. Wang ein purpurrotes Dreieck am nahen Ende der Mitte des rechten Ringfingernagels. Sie diagnostizierte Leberzirrhose. Der Patient hatte keine Hepatitis gehabt, war aber vor einem Jahr im Krankenhaus wegen Bläubauch und Appetitmangel behandelt worden. Medikamente halfen ihm nicht. Vor einigen Wochen hatte man bei ihm durch eine Ultraschalluntersuchung Leberzirrhose und Milzschwellung diagnostiziert.

6. LEBERKREBS

In der TCM gehört Leberkrebs in dieselbe Gruppe wie Gelbsucht, Trommelbauch und Neubildungen. Ursachen und Verlauf sind ähnlich wie bei der Leberzirrhose. Anfangs ist die Leberfunktion gestört, und das *Qi* staut sich. Das führt mit der Zeit zu einem Blutstau.

Ort des Zeichens: nahes Ende des Mittelteils des rechten Ringfingernagels

Form des Zeichens: rund oder oval

Farbe des Zeichens: schwarz

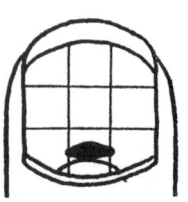

*Das Zeichen für Leberkrebs
am Nagel des rechten Ringfingers*

Fall: Bei einem 44jährigen Ingenieur entdeckte Dr. Wang ein Oval am nahen Ende der Mitte des rechten Ringfingernagels. An der Spitze der Innenseite hatte das Zeichen einen schwarzen Punkt, ansonsten war es purpurrot. Das alles deutete auf Leberkrebs hin. Der Patient berichtete, er habe vor acht Jahren Hepatitis, vor fünf Jahren Leberzirrhose und vor zwei Jahren Bauchwassersucht gehabt. Letztere sei nach einer Behandlung verschwunden. In den letzten drei Monaten habe sich aber erneut viel Wasser angesammelt. Eine Ultraschalluntersuchung habe Leberkrebs nachgewiesen. Der Mann sah sehr dünn aus, und sein Gesicht war grünlich.

7. Chronische Cholezystitis

Diese Krankheit hat in der TCM keinen Namen. Im *Ling Shu* („Spiritueller Drehpunkt") sind ihre Symptome jedoch klar beschrieben: Schwellung der Gallenblase und der Leber, Völlegefühl und Schmerzen im seitlichen Brustkorb, Schmerzen im Unterbauch. Nach der TCM ist die Gallenblasenentzündung auf Qi-Stau in der Leber und in der Gallenblase sowie auf feuchte Hitze zurückzuführen. Die Galle kann nicht mehr ungestört fließen.

Ort des Zeichens: nahes Ende der ulnaren Seite des rechten Ringfingernagels

Form des Zeichens: Streifen

Farbe des Zeichens: hellrot zwischen den Schüben, sonst leuchtend rot oder purpurrot

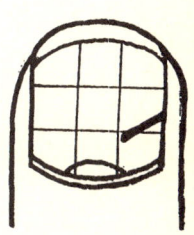

Das Zeichen für chronische Cholezystitis am Nagel des rechten Ringfingers

Fall 1: Ein 49 Jahre alter Mann klagte über Unbehagen im Bereich des *Zhong Wan* (12. Wirbel), Blähungen und starke Schmerzen. Die Symptome hatte er seit fast zwei Jahren, ohne daß sein Zustand sich besserte. Er nahm Medikamente gegen Magenschmerzen. Als Dr. Wang seine Fingernägel untersuchte, fand sie am rechten Mittelfinger kein Indiz für Magenschmerzen, wohl aber einen schrägen hellroten Streifen am nahen Ende der ulnaren Seite des rechten Ringfingernagels. Eine Magenstörung lag demnach nicht vor. Die Beschwerden waren auf eine Cholezystitis zurückzuführen. Fünf Tage später bestätigte eine Ultraschalluntersuchung die Diagnose.

Fall 2: Eine 46jährige Frau konsultierte Dr. Wang wegen Herzklopfen, Blähungen und Schmerzen im Oberbauch. Dr. Wang fand einen hellroten Streifen in der Mitte und am nahen Ende der ulnaren Seite des rechten Ringfingers. Auf dem Streifen war ein runder purpurroter Tupfen zu sehen. Dr. Wang diagnostizierte Cholezystitis und möglicherweise Gallensteine. Zwei Wochen später bestätigte eine Ultraschalluntersuchung diese Diagnose.

8. Chronische Pankreatitis

Die TCM zählt die Bauchspeicheldrüse nicht zu den fünf Eingeweiden oder sechs Därmen, sieht aber einen Zusammenhang zwischen Pankreas, Leber und Milz. Traditionelle chinesische Krankheitsbilder, die zu Pankreasstörungen passen, sind Milz- und Herzschmerzen, Leber-Magen-Disharmonie und Stasis im Brustkorb. Wenn Leber, Gallenblase, Milz und Magen nicht mehr richtig arbeiten, staut sich das *Qi*, und Leber-*Qi* verwandelt sich in feuchte Hitze, die den Mittleren Erwärmer verstopft.

Ort des Zeichens: mittleres und nahes Ende der Mitte des rechten Ringfingernagels oder mittleres und nahes Ende der radialen Seite des linken Mittelfingernagels

Form des Zeichens: Dreieck, Kegel, Streifen

Farbe des Zeichens: zwischen den Schüben hellrot, sonst leuchtend rot oder purpurrot

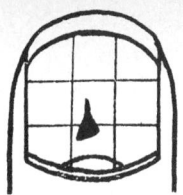 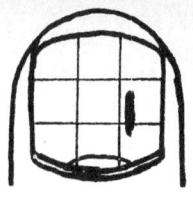

Das Zeichen für chronische
Pankreatitis am Nagel
des rechten Ringfingers

Das Zeichen für chronische
Pankreatitis am Nagel
des linken Ringfingers

Fall: Bei einer 36 Jahre alten Bäuerin fand Dr. Wang einen purpurroten Kegel am nahen Ende der Mitte des linken Ringfingernagels und am nahen Ende der radialen Seite des linken Mittelfingernagels. Im Mittelteil des Zentrums des rechten Ringfingernagels befand sich außerdem ein senkrechter violetter Streifen. Das alles deutete auf Pankreatitis hin. Die Patientin berichtete, sie habe seit fast zwei Jahren häufig Schmerzen im Oberbauch und leide zudem an Übelkeit und Blähungen nach dem Essen. Vor sechs Monaten habe eine Ultraschalluntersuchung eine chronische Pankreatitis enthüllt. Da bisher jede Therapie erfolglos geblieben war, bat sie um eine Behandlung mit chinesischen Kräuterarzneien.

9. LEBER- UND MILZSCHWELLUNG

Leber- und Milzschwellung haben ähnliche Symptome. In der TCM gehören beide in die Gruppe der Neubildungen und Ansammlungen. Wenn Leber und Milz geschädigt sind, verlieren Eingeweide und Därme ihre Harmonie, und das Qi fließt in die falsche Richtung, während das Blut sich staut. Nach einiger Zeit wird daraus eine Leberansammlung, die man Fett-Qi nennt. Sie befindet sich unter den linken Rippen und hat die Form einer Tasse.

Die Milzansammlung heißt Glomus-Qi. Sie befindet sich im Oberbauch und hat die Form einer großen Platte. Wird sie nicht geheilt, so entwickelt sich nach einiger Zeit Gelbsucht. Leber- und Milzschwellung sind ein Zeichen für Krankheiten, die man weiter beobachten und diagnostisch überprüfen muß.

Ort des Zeichens: Das Zeichen für Lebervergrößerung befindet sich am nahen Ende der Mitte des rechten Ringfingernagels. Das Zeichen für Milzvergrößerung befindet sich am nahen Ende der Mitte des linken Ringfingernagels. Manchmal neigen sich die Zeichen nach dem nahen Ende der ulnaren Seite. Das Zeichen für Milzvergrößerung ist nach dem nahen Ende der radialen Seite geneigt.

Form des Zeichens: Kegel oder Dreieck

Farbe des Zeichens: hellrot oder violett

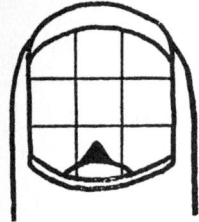

Das Zeichen für Leber-
vergrößerung am Nagel
des rechten Ringfingers

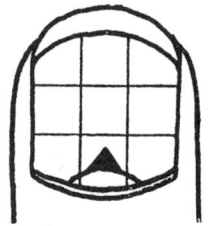

Das Zeichen für Leber-
vergrößerung am Nagel
des linken Ringfingers

Fall 1: Eine 52jährige Rentnerin klagte über ein Völlegefühl in der Brust und Blähungen im Bereich des *Zhong Wan* (12. Wirbel). Am nahen Ende der Mitte des rechten Ringfingernagels befand sich ein purpurroter Kegel. Dr. Wang diagnostizierte Leberschwellung und empfahl eine Ultraschalluntersuchung. Zwei Wochen später schrieb ihr die Patientin, die Diagnose habe sich bestätigt.

Fall 2: Ein 34 Jahre alter Techniker hatte ein hellrotes Dreieck am nahen Ende der Mitte des linken Ringfingernagels. Die Diagnose lautete: Milzschwellung. Eine Woche später bestätigte eine Ultraschalluntersuchung diesen Befund.

Fall 3: Bei einem 34jährigen Mann fand Dr. Wang einen hellroten Kegel am nahen Ende der Mitte des linken und rechten Ringfingernagels. Sie diagnostizierte daher Leber- und Milzschwellung. Der Patient berichtete, eine Ultraschalluntersuchung habe die gleiche Diagnose erbracht.

KRANKHEITEN DES UNTEREN ERWÄRMERS

1. CHRONISCHE NEPHRITIS
In der TCM gehört die chronische Nierenentzündung zu den Krankheiten mit Wasseransammlung. Die Hauptsymptome sind Ödeme, eine verminderte Harnmenge, Blut im Harn und Bluthochdruck. Die Hauptursache ist *Yang*-Mangel in der Milz und in den Nieren. Dadurch wird allmählich das *Yin* geschädigt, und die kranken Nieren schädigen die Leber. Die weitere Folge ist ein Mangel an *Yin* und *Yang*, und Leber, Milz und Nieren werden krank.

Ort des Zeichens: nahes Ende der ulnaren Seite des Ringfingernagels

Form des Zeichens: Dreieck, Sichel, Nebel

Farbe des Zeichens: hellrot oder purpurrot

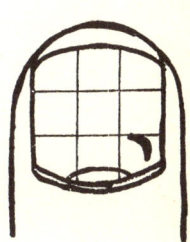

Das Zeichen für Nephritis am Nagel des rechten Ringfingers

Fall 1: Eine 40 Jahre alte Bäuerin litt seit über sechs Monaten an Kreuzschmerzen und an einem Gesichtsödem. Dr. Wang entdeckte an ihren Fingernägeln ein hellrotes Dreieck am nahen Ende der ulnaren Seite des rechten Ringfingernagels. Das war ein Indiz für Nephritis. Sie behielt eine Urinprobe zur Untersuchung da, und es stellte sich heraus, daß der Urin rote Blutkörperchen und granulierte Zylinder enthielt. Bis dahin hatte die Patientin nichts von ihrer Nephritis ge- wußt.

Fall 2: Bei einer 41jährigen Fabrikarbeiterin entdeckte Dr. Wang eine purpurrote Sichel am nahen Ende der ulnaren Seite des rechten und linken Ringfingernagels. Die Patientin bestätigte, daß sie seit elf Jahren an chronischer Nephritis litt und im Krankenhaus behandelt wurde.

2. CHRONISCHE KOLITIS

In der TCM wird die chronische Dickdarmentzündung als Dysenterie, Darmwind, Eingeweidevergiftung oder Durchfall angesehen. Die Hauptsymptome sind Durchfall und Bauchschmerzen. Die häufigste Ursache ist feuchte Hitze, die den Dickdarm zum Gären bringt und ihn so blockiert. Nach einiger Zeit werden Milz und Magen geschä- digt. Eine weitere Ursache ist ein *Qi*-Stau in der Leber, der ebenfalls Magen und Milz stört, weil das Milz-*Yang* nicht angereichert wird und Mangel an Milz-*Qi* herrscht.

Ort des Zeichens: nahes Ende der radialen Seite des rechten Mittelfin- gernagels

Form des Zeichens: Streifen, Halb- kreis, Nebel

Farbe des Zeichens: hellrot oder leuchtend rot

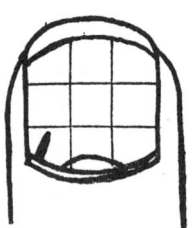

Das Zeichen für chronische Kolitis am Nagel des rechten Mittelfingers

176

Fall: Eine 55 Jahre alte Frau konnte seit einem Jahr nicht mehr arbeiten, weil sie an ständigen Darmblutungen litt. Die Ursache war unklar. Weitere Symptome waren starke Bauchschmerzen, häufiger Stuhlgang und Blut, jedoch kein Schleim im Stuhl. Sie hatte nie Dysenterie, Nahrungsmittelallergien oder geschwollene Lymphdrüsen gehabt. Auf ihrer Zunge war ein dünner, schleimiger gelber Belag zu sehen. Der Puls war tief und zart. Ein Bariumeinlauf und eine Röntgenuntersuchung brachten keine klaren Ergebnisse. Am nahen Ende der radialen Seite des rechten Mittelfingernagels befand sich jedoch eine hellroter Streifen. Die Diagnose lautete daher: leichte Kolitis, wahrscheinlich im aufsteigenden Dickdarm. Einige Zeit danach bestätigte eine Untersuchung mit dem Fibroskop diesen Befund.

3. VERSTOPFUNG

Bei einer Verstopfung ist der Stuhl hart und trocken. In der TCM gibt es zwei Hauptarten von Verstopfung. Die erste läßt sich in die trockene und harte Milzverstopfung und in die Qi-Stauung einteilen, die zweite in Qi-Mangel, Blutmangel, Mangel an Körperflüssigkeit sowie kalte Verstopfung. Von dieser Krankheit sind also nicht nur Eingeweide und Därme betroffen, sondern auch Qi, Blut und Körperflüssigkeiten.

Ort des Zeichens: nahes Ende der radialen Seite des rechten Mittelfingernagels

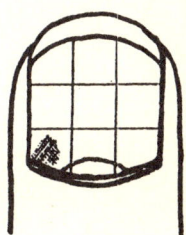

Form des Zeichens: Nebel

Farbe des Zeichens: hellgrau

*Das Zeichen für Verstopfung
am Nagel des rechten Mittelfingers*

Fall: Bei einem 32 Jahre alten Fabrikarbeiter fand Dr. Wang einen hellgrauen Nebel am nahen Ende der radialen Seite des rechten Mittelfingernagels. Sie diagnostizierte Verstopfung, und der Patient bestätigte den Befund. Er hatte wöchentlich nur ein- oder zweimal Stuhlgang, und der Stuhl war sehr trocken. Darum benutzte er auch oft Abführmittel.

4. CHRONISCHE PROSTATITIS

In der TCM ist die chronische Prostataentzündung eine Essenzverschmutzung mit Harndrang, die meist mit *Qi*-Mangel in den Nieren einhergeht. Wenn die Blase weiße Harntropfen absondert, haben Schlacken in der Essenz sich mit Feuer verbunden. Feuer ruft hektische Bewegung hervor, die dazu führt, daß Essenz mit dem Harn abfließt. Da die Milz die Quelle der Verschmutzung ist, hat diese Krankheit auch mit einer gestörten Umwandlung des *Qi* in der Milz und im Magen zu tun, außerdem mit feuchter Hitze, die zu Verstopfung führt, und mit *Qi*- und Blutstau.

Ort des Zeichens: fernes und nahes Ende des linken Ringfingernagels

Form des Zeichens: Hantel oder Streifen

Farbe des Zeichens: hellrot oder purpurrot

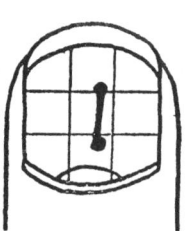

Das Zeichen für chronische Prostatitis am Nagel des linken Ringfingers

Fall: Bei einem 66jährigen Mann entdeckte Dr. Wang ein purpurrotes Zeichen in Form einer senkrechten, leicht schrägen Hantel in der Mitte des linken Ringfingernagels. Die Diagnose lautete: chronische Prostatitis. Später ließ der Patient sich im Krankenhaus untersuchen, und die Diagnose wurde bestätigt.

5. Prostatavergrösserung

Die TCM nennt die Prostatahypertrophie „tropfende Harnverhaltung". Die Hauptsymptome sind häufiger Harndrang, Harnverhaltung, Inkontinenz und Schmerzen beim Wasserlassen. Die Ursachen sind ungenügende Verteilung des Lungen-*Qi*, *Qi*-Mangel in der Milz, *Yin*-Mangel und *Yang*-Schwäche in den Nieren, Absinken des zentralen *Qi*, sinkende feuchte Hitze und Blasen-stau. Da die Eingeweide aller drei Erwärmer betroffen sind, hängt die Krankheit mit dem Dreifachen Erwärmer zusammen, der die Wasserwege als „Schleusenwärter" überwacht.

Ort des Zeichens: nahes und fernes
Ende der Mitte des Ringfingernagels

Form des Zeichens: Dreieck

Farbe des Zeichens: hellrot

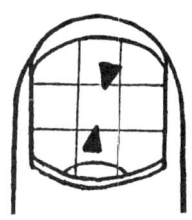

*Das Zeichen für Prostatavergrößerung
am Nagel des linken Ringfingers*

Fall: Bei einem 46jährigen Mann fand Dr. Wang ein hellrotes Dreieck am nahen und fernen Ende der Mittellinie des linken Ringfingers. Das war ein Indiz für Prostatavergrößerung. Der Patient bestätigte, daß diese Diagnose bereits vor sechs Monaten gestellt worden war. Sein Hauptsymptom waren Schmerzen beim Wasserlassen.

6. Gebärmutterfibrom

Die TCM ordnet das Fasergeschwulst der Gebärmutter unter „Neubildungen und Ansammlungen" ein. Die Ursache ist eine Disharmonie zwischen Eingeweiden und Därmen, die zu *Qi*- und Blutstau führt. Nach einiger Zeit werden das *Qi* und das Blut sehr schwach, und die Folge ist *Yang*-Mangel.

Ort des Zeichens: nahes Ende der radialen Seite des Ringfingernagels

Form des Zeichens: Oval, Sichel, Streifen

Farbe des Zeichens: hellrot oder purpurrot

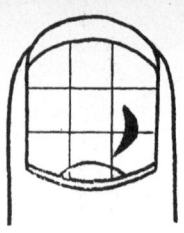

Das Zeichen für ein Gebärmutterfibrom am Nagel des linken Ringfingers

Fall: Eine 43 Jahre alte Fabrikarbeiterin klagte über Enge in der Brust und Herzklopfen. Dr. Wang fand ein sichelförmiges purpurrotes Zeichen in der Mitte und am nahen Ende der radialen Seite des linken Ringfingernagels. Das war ein Hinweis auf ein Gebärmutterfibrom. Die Patientin litt an starken Monatsblutungen, Blähungen und Kreuzschmerzen. Sie legte einen Bericht über eine Ultraschalluntersuchung vor, der Dr. Wangs Diagnose bestätigte.

7. SALPINGITIS

In der TCM zählt die Eileiterentzündung zu den abnormen vaginalen Ausflüssen und/oder Neubildungen und Ansammlungen. Akute Salpingitis wird von Hitzegiften, feuchten Schlacken und Verstopfung durch zuviel schlechtes *Qi* verursacht. Chronische Salpingitis ist meist auf Kälte, *Qi*-Stau und feuchte Hitze zurückzuführen. Wenn der Eileiter verstopft ist und man beim Abtasten ein schnurähnliches Objekt spürt, herrscht *Qi*-Mangel in den Nieren und in der Milz. Da diese Entzündung leicht auf die Anhangsgebilde und die Eierstöcke übergreifen kann, ist es schwierig, diese Krankheitsbilder durch eine Fingernageldiagnose zu unterscheiden.

Ort des Zeichens: nahes Ende der radialen Seite des Ringfingernagels

Form des Zeichens: Nebel

Farbe des Zeichens: zwischen den Schüben hellrot, bei akuten Schüben leuchtender

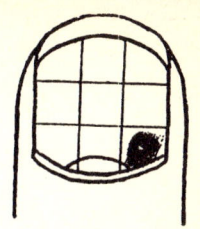

Das Zeichen für Salpingitis am Nagel des linken Ringfingers

Fall: Bei einer 40 Jahre alten Ingenieurin entdeckte Dr. Wang einen ovalen leuchtend roten Nebel am nahen Ende der radialen Seite des rechten Ringfingernagels. Sie diagnostizierte Salpingitis. Die Patientin bestätigte, daß diese Diagnose vor einiger Zeit auch im Krankenhaus gestellt worden war. Sie litt seit zehn Jahren an Salpingitis.

KRANKHEITEN DER GLIEDMASSEN UND GELENKE

1. RHEUMATOIDE ARTHRITIS

In der TCM gehört die rheumatoide Arthritis zu den *Bi*-Krankheiten. Die Hauptsymptome sind Schweregefühl, Wundsein, Taubheit, Schwellungen sowie Gelenk- und Muskelschmerzen. Die Ursache des Leidens sind Wind, Kälte und Feuchtigkeit, die in den Körper eindringen. Da die Sehnen von der Leber und die Gelenke von den Nieren regiert werden, nehmen auch diese Organe mit der Zeit Schaden.

Ort des Zeichens: fernes Ende des Ringfingernagels

Form des Zeichens: Streifen oder Tupfen oder beides

Farbe des Zeichens: hellrot zwischen den Schüben, sonst leuchtend rot oder purpurrot

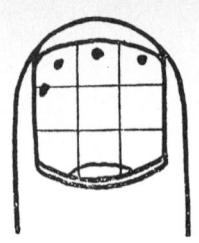

Das Zeichen für rheumatoide Arthritis am Nagel des Ringfingers

Fall 1: Bei einer 43jährigen Frau fand Dr. Wang drei purpurrote Ovale am fernen Ende des rechten und linken Ringfingernagels. Sie diagnostizierte eine schwere rheumatoide Arthritis in den Kniegelenken. Die Patientin berichtete, sie sei in den letzten sieben Monaten zweimal im Krankenhaus gewesen, und bei den Untersuchungen habe sich eine schnelle Blutsenkung herausgestellt. Beide Knie seien rot und geschwollen, und sie könne nur mühsam gehen. Die Diagnose der Klinik sei die gleiche gewesen.

Fall 2: Bei einem 28 Jahre alten Fabrikarbeiter befanden sich drei Zeichen am fernen Ende des rechten und linken Ringfingernagels. In der Mitte war ein rundes, leuchtend rotes Zeichen zu sehen. Die Zeichen an der Seite waren schräge Streifen, das eine leuchtend rot, das andere violett. Dr. Wangs Diagnose lautete: rheumatoide Arthritis. Der Patient berichtete, er leide seit vier Jahren an dieser Krankheit und habe Schmerzen in beiden Kniegelenken. Er habe sogar Knieschützer gekauft.

2. Periarthritis der Schulter
Die TCM nennt diese Krankheit „Schulterwind", „starre Schulter" oder „Fünfzig-Jahre-Schulter" und ordnet sie in die Gruppe *bi zheng* ein. Die Ursachen sind Wind und Feuchtigkeit. Schlechtes *Qi* blockiert die Sehnen und die Knochen; die Sehnengefäße verspannen sich und

schmerzen, und die Gelenke können sich nur mühsam dehnen. Mit der Zeit werden die Knochen ernsthaft geschädigt.

Ort des Zeichens: fernes Ende der radialen oder ulnaren Seite des Zeigefingernagels

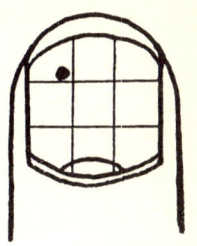

Form des Zeichens: runder Tupfen

Farbe des Zeichens: hellrot, leuchtend rot oder violett

Das Zeichen für Periarthritis der Schulter am Nagel des rechten Zeigefingers

Fall 1: Bei einer 49jährigen Frau fand Dr. Wang einen Tupfen am fernen Ende der radialen Seite des rechten und linken Zeigefingernagels. Das Zeichen links war leuchtend rot, das Zeichen rechts war violett. Dr. Wang diagnostizierte Periarthritis der Schulter, vor allem rechts. Die Patientin berichtete, sie habe seit über vier Monaten Schmerzen, und zwar besonders in der rechten Schulter. Sie konnte diese Schulter nicht heben und nur unter Schmerzen bewegen. Beim Anziehen mußte ihr jemand helfen.

Fall 2: Bei einer 29 Jahre alten Frau entdeckte Dr. Wang einen leuchtend roten, runden Tupfen am fernen Ende der radialen Seite des rechten Zeigefingernagels. Ihre Diagnose lautete: Periarthritis der Schulter. Die Patientin berichtete, sie habe seit drei Tagen Mühe, diese Schulter zu bewegen und könne sie nicht nach außen drehen. Sie wurde mit Akupunktur behandelt.

3. HYPERTROPHIE DER HALS-, BRUST- UND LENDENWIRBEL
Auch diese Krankheit fällt in der TCM unter *bi zheng.* Sie entsteht, wenn Wind, Kälte und Feuchtigkeit das *Qi* und das Blut der Kanäle und Gefäße blockieren. Die Folge sind Kreuzschmerzen. Die Knochen fühlen sich schwer an, und die Beschwerden strahlen vom Gesäß in die

Fersen und vom Rücken zum Kopf aus. Entlang den Nervensträngen treten neuralgische und ischialgische Schmerzen auf.

Wind führt zum Bewegungs-*Bi*, Kälte verursacht schmerzhaftes *Bi*, Feuchtigkeit erzeugt starres *Bi*. Da die Symptome in den Gelenken der Gliedmaßen, im Rücken, in den Kanälen und Gefäßen sowie in den Blutgefäßen auftreten, diagnostiziert die TCM diese Krankheit nach den Kanälen, an denen die Symptome erscheinen und von denen sie zu den Eingeweiden und Därmen ausstrahlen.

A. *Hypertrophie der Halswirbel*

Ort des Zeichens: fernes Ende der ulnaren Seite des Zeigefingernagels

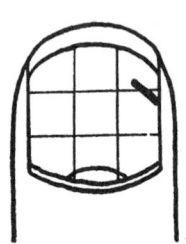

Form des Zeichens: Streifen

Farbe des Zeichens: leuchtend rot oder purpurrot

Das Zeichen für Hypertrophie der Halswirbel am Nagel des rechten Zeigefingers

Fall 1: Bei einem 22jährigen Studenten fand Dr. Wang einen Streifen am fernen Ende der ulnaren Seite des rechten und linken Zeigefingernagels. Das Zeichen rechts war purpurrot, das Zeichen links war leuchtend rot. Dr. Wang diagnostizierte Hypertrophie der Halswirbel.

Da der Patient jung war, erschien diese Diagnose gewagt. Dennoch stimmte der Patient ihr zu: Sein Hals war sehr steif und schmerzhaft, und es fiel ihm schwer, ihn zu bewegen. Die Schmerzen strahlten in die rechte Schulter und in den Rücken aus. Seine rechte Hand war taub und schmerzte stark. Dieser Zustand hatte sich vor zwei Jahren eingestellt. Röntgenuntersuchungen in zwei Krankenhäusern bestätigten die Hypertrophie des 4. und 5. Wirbels und eine pyramidale Wucherung.

Fall 2: Bei einem 39 Jahre alten Fabrikarbeiter fand Dr. Wang einen schrägen hellroten Streifen am fernen Ende der ulnaren Seite des rechten Zeigefingers. Ihre Diagnose lautete: pyramidale Wucherung. Der Patient berichtete, daß sein Hals sich oft steif und geschwollen anfühle. Vor einem Monat habe er sich röntgen lassen, und man habe in der Tat eine pyramidale Wucherung festgestellt.

B. Hypertrophie der Brustwirbel

Ort des Zeichens: fernes Ende der ulnaren Seite des rechten Mittelfingers

Form des Zeichens: Dreieck, Oval, Streifen

Farbe des Zeichens: leuchtend rot oder purpurrot

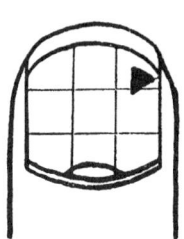

Das Zeichen für Hypertrophie der Brustwirbel
am Nagel des rechten Mittelfingers

Fall 1: Bei einer 46jährigen Fabrikarbeiterin fand Dr. Wang ein leuchtend rotes Oval am fernen Ende der ulnaren Seite des rechten Mittelfingernagels. Sie diagnostizierte Hypertrophie der Brustwirbel. Die Patientin wußte davon nichts; aber ihr Rücken fühlte sich steif an. Dr. Wang empfahl ihr eine Röntgenuntersuchung, und diese bestätigte, daß die Brustwirbel drei bis sieben vergrößert waren.

Fall 2: Ein 40 Jahre alter Mann hatte ein hellrotes Dreieck am fernen Ende der ulnaren Seite des rechten Mittelfingernagels. Dr. Wang diagnostizierte Hypertrophie der Brustwirbel. Der Patient berichtete, er habe sich vor einem Monat röntgen lassen, und dabei habe man eine Vergrößerung des sechsten und siebten Brustwirbels festgestellt.

C. Hypertrophie der Lendenwirbel
Ort des Zeichens: fernes Ende der ulnaren Seite des Ringfingernagels

Form des Zeichens: Oval, Streifen

Farbe des Zeichens: leuchtend rot, hellrot oder purpurrot

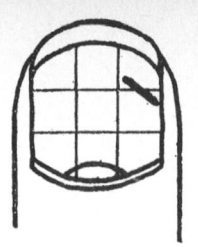

Das Zeichen für Hypertrophie der Lendenwirbel am Nagel des rechten Ringfingers

Fall: Eine 42jährige Fabrikarbeiterin klagte über Enge in der Brust, Kurzatmigkeit und Lendenschmerzen. Außer dem Zeichen für eine Hypertrophie der Halswirbel war am fernen Ende der ulnaren Seite der Ringfingernägel ein purpurrotes Oval zu sehen. Die Diagnose lautete daher: Hypertrophie der Lendenwirbel. Dr. Wang empfahl eine erneute Röntgenuntersuchung. Dabei wurde eine Vergrößerung des sechsten und siebten Halswirbels und des zweiten und vierten Lendenwirbels festgestellt.

WEITERE KRANKHEITEN

1. BLUTHOCHDRUCK
Die TCM ordnet den Bluthochdruck unter Benommenheit, Kopfschmerzen, Leber-*Yang* oder Leberwind ein. Die Ursache ist ein Ungleichgewicht zwischen *Yin* und *Yang* vor allem in der Leber und in den Nieren. Darum hängt die Krankheit mit den Leber- und Nierenkanälen zusammen. *Chong mai* regiert das Blut und *ren mai* das *Qi*. Wenn *chong* und *ren* nicht harmonisieren (besonders bei Frauen nach der Menopause), kann eine Hyperaktivität des Leber-*Yang* die Folge sein. Bluthochdruck ist also auch mit *chong* und *ren* eng verbunden.

Ort des Zeichens: mittlerer Teil des linken Zeigefingernagels

Form des Zeichens: Streifen oder Hantel

Farbe des Zeichens: hellrot

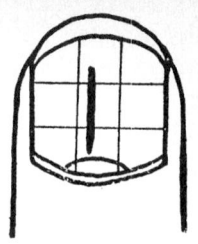

Das Zeichen für Bluthochdruck am Nagel des linken Zeigefingers

Fall 1: Bei einem 74jährigen Mann fand Dr. Wang einen ziemlich dikken, senkrechten Streifen in der Mitte des linken Zeigefingernagels. Der Streifen reichte vom nahen bis zum fernen Ende. Die Diagnose lautete: Bluthochdruck. Der Patient berichtete, er leide seit über 30 Jahren an Bluthochdruck und habe in den letzten vier Jahren versucht, ihn durch Medikamente auf einen normalen Wert zu senken. Im Krankenhaus wurde Bluthochdruck 3. Grades (190/118) festgestellt.

Fall 2: Eine 65 Jahre alte Frau klagte über Enge in der Brust, Herzklopfen und Schwindelgefühle. Dr. Wang entdeckte einen senkrechten hellroten Streifen in der Mitte des linken Zeigefingernagels. Ein schräger, leuchtend roter Streifen befand sich an der radialen Seite. Die Diagnose lautete: episodischer Bluthochdruck. Die Patientin bestätigte, daß ihr systolischer Blutdruck seit zwei Jahren manchmal auf über 200 klettere und mitunter auf 90 falle. Zwei Wochen später kam sie zurück, ihr Blutdruck betrug 94/64.

2. DIABETES

Die TCM bezeichnet die Zuckerkrankheit als „auszehrenden Durst". Die Hauptsymptome sind krankhaft gesteigerter Hunger und Durst sowie übermäßige Harnausscheidung. Die wichtigsten Ursachen sind *Yin*-Mangel und trockene Hitze. Hitze kann das Lungen-*Yin* schädigen und die Flüssigkeiten austrocknen. Die Folge ist extremer Durst. Hitze kann auch dem Magen-*Yin* schaden, so daß das Magenfeuer überhandnimmt. Die Folge ist Heißhunger. Außerdem kann Hitze das

Nieren-*Yin* schädigen. In diesem Fall wird keine Essenz mehr gespeichert, so daß sie knapp wird. Die Folge ist extreme Harnausscheidung. Die Krankheit kann also mit den Lungen, der Milz, den Nieren oder mehreren dieser Organe zusammenhängen.

Ort des Zeichens: nahes Ende der radialen Seite des linken Mittelfingernagels

Form des Zeichens: runder Tupfen

Farbe des Zeichens: weiß

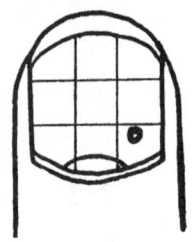

*Das Zeichen für Diabetes
am Nagel des linken Mittelfingers*

Fall 1: Bei einer 50 Jahre alten Frau entdeckte Dr. Wang einen runden weißen Tupfen am nahen Ende der radialen Seite des linken Mittelfingers und diagnostizierte Diabetes. Die Patientin bestätigte, daß sie seit über sieben Jahren zuckerkrank sei. Ihr letzter Glucosetoleranztest im Krankenhaus war doppelplus-positiv, der Glucosegehalt des Blutes betrug 178 mg/100 ml.

Fall 2: Bei einem 45jährigen Mann stellte Dr. Wang einen runden weißen Tupfen am nahen Ende der radialen Seite des linken Mittelfingernagels fest. Ihre Diagnose lautete daher: Diabetes. Der Patient war sich dessen nicht bewußt, räumte aber ein, daß er einen starken Appetit habe und häufig Wasser lasse. Ein Glucosetoleranztest bestätigte die Diagnose.

ANHANG

HANDABDRÜCKE

Handabdrücke sind in der Chinesischen Medizinischen Handdiagnostik eine wertvolle Hilfe. Sie brauchen zwar nicht von jedem Patienten einen Handabdruck anzufertigen; aber er hat zwei Vorteile: Wenn Sie einen Handabdruck bei den Akten haben, können Sie ihn auch in Abwesenheit des Patienten mit der Lupe studieren und dabei in diesem Buch nachschlagen. Außerdem können Sie den Abdruck bei den Akten belassen, ihn mit späteren Abdrücken vergleichen und aus den Unterschieden Rückschlüsse auf den Zustand des Patienten ziehen.

Für Handabdrücke benötigen Sie Tinte, eine Walze, wie Künstler sie benutzen, ein dickes Stück Glas mit polierten Kanten, weißes Papier, einen Bleistift, ein Fixierspray (ebenfalls von Künstlern benutzt) sowie Wasser, Seife und Handtücher zum Reinigen.

Zuerst gießen Sie ein wenig Tinte auf das Glas und verteilen sie mit der Walze sehr dünn und gleichmäßig. Dann drückt der Patient die Handfläche erst auf das Glas, dann auf das Papier. Während er die Hand liegen läßt, ohne sie zu bewegen, zeichnen Sie mit einem Bleistift sorgfältig den Umriß der Hand und der Finger nach.

Wenn der Patient die Hand weggenommen hat, prüfen Sie den Abdruck genau. Es sollten keine verschmierten Stellen darauf sein, und alle Linien und Fingerabdrücke sollten gut zu sehen sein. Wenn nicht, wiederholen Sie die Prozedur, bis Sie einige gute Abdrücke haben.

Wenn die Abdrücke beider Hände vorliegen, säubert der Patient die Hände mit Seife und Wasser. Sobald die Abdrücke trocken sind, sprühen Sie eine dünne Schicht Fixiermittel darüber, damit sie nicht mehr verschmieren. Wenn das Fixiermittel trocken ist, besitzen Sie einen dauerhaften Abdruck samt den in Kapitel drei des ersten Teils besprochenen Fingerabdrücken. Sie können die Abdrücke in eine Klarsichthülle legen, damit sie sauber bleiben und keine Falten werfen. Bewahren Sie sie in der Akte des Patienten auf.

HANDLESEN MIT ACHT TRIGRAMMEN

Diese Handlesekunst ist ein chinesisches System, das auf den volkstümlichen Taoismus und auf chinesische Schamanen zurückgeht. Manche Experten glauben, diese Chirologie basiere nicht auf Untersuchungen der Handlinien, sondern sei die schematische Übertragung einer Theorie der Entsprechungen auf die Hand. Auch Terence Dukes meint, man habe die *ba gua* willkürlich auf die Handfläche und den Handrücken verteilt, ohne Rücksicht auf klinische Erfahrungen. Das ist gewiß eine der Gefahren des Systems der Entsprechungen. Wir sind außerstande zu beurteilen, ob diese Chirologie von tatsächlichen Beobachtungen abgeleitet ist, die später systematisiert wurden, oder ob die Neokonfuzianer der Song-Dynastie sie „erfunden" haben.

Da die Deutungen dieses Systems sich vom Fünf-Aspekte-System, einem der Hauptteile dieses Buchs, unterscheiden und ihm teilweise sogar widersprechen, sind beide nicht miteinander vereinbar. Man kann also nicht beide Systeme gleichzeitig benutzen. Obwohl es auch in der Fünf-Aspekte-Handdiagnostik viele verschiedene Meinungen über die genaue Deutung der Hände, Finger, Berge und Linien gibt, herrscht über die Grundlagen der Interpretation doch weitgehend Einigkeit im Osten wie im Westen. Darum sind wir der Ansicht, daß die Fünf-Aspekte-Handdiagnostik (sie ist mit der westlichen und ayurvedischen Chirologie verwandt), verläßlicher ist. Da das System der acht Trigramme jedoch in der Chinesischen Pädiatrischen Massage (*xiao er tui na*) benutzt wird und da in verschiedenen Büchern Bilder über dieses System abgedruckt werden, wollen wir auf diese Handlesekunst aus historischen und wissenschaftlichen Gründen wenigstens im Anhang eingehen.

Diese Chirologie teilt die Hand in acht Abschnitte ein und ordnet sie den acht Trigrammen des *I Ging* zu. Die Trigramme sind ein uraltes Symbolsystem. Es geht davon aus, daß alle Phänomene des Universums mit einem dieser acht Symbole zusammenhängen. Wenn zwei Dinge mit demselben Trigramm (*gua*) verbunden sind, sind sie nach dieser Auffassung auch miteinander verbunden.

Diese Handdiagnostik untersucht die Farbe und den Glanz der Zeichen, und prüft, ob blaue Adern sichtbar sind. Wichtig ist auch, ob die betreffende Stelle ein Berg oder eine Vertiefung ist. Eine rosige, leuchtende Farbe, eine normale Höhe und das Fehlen blauer Adern sprechen für gute Gesundheit und sind ein Zeichen dafür, daß die mit dem

Trigramm assoziierten Organe und Funktionen ordnungsgemäß arbeiten. Abnorme Farben, eingesunkenes Fleisch und deutliche blaue Adern sind dagegen Indizien für Krankheiten.

DIE ACHT TRIGRAMME DER HANDFLÄCHE

1. ZHEN, DAS ERREGENDE, DONNER

Ort: innerer und oberer Teil des
Daumenballens

Entsprechung in der Fünf-Aspekte-Lehre: Holz

Symbolik: Dieses Trigramm symbolisiert das Nervensystem

Ort des zhen auf der Hand

Bedeutung: Wenn diese Stelle sich wölbt und rot ist, sind Körper, Geist und Nerven gesund. Sind die Linien kreuz-, haar- oder sternförmig und verstreut, so ist dies ein Zeichen für Nervosität als Folge einer unausgewogenen Lebensweise. Es besteht eine Neigung zur Neurose.

Ist die Stelle blaß und schlaff, das Fleisch hart oder dünn und der Daumenballen sehr schmal, liegt eine Anfälligkeit für Krankheiten der Fortpflanzungsorgane und der endokrinen Drüsen vor.

Kreuze, Sterne oder Haare
auf dem zhen

2. SUN, DAS SANFTE, WIND
Ort: unterhalb des Zeigefingers

Entsprechung in der Fünf-Aspekte-
Lehre: Holz

Symbolik: Dieses Trigramm symbolisiert die Leber und die Gallenblase

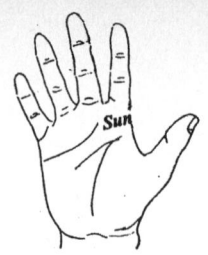

Vereinzelte Linien am sun

Bedeutung: Wenn diese Stelle sich wölb und rot ist, arbeiten Leber
und Gallenblase ordentlich. Sind die Linien verstreut und die Haut
rauh und dunkel, ist die Leberfunktion geschwächt.

3. LI, DAS HAFTENDE
Ort: unterhalb des Mittelfingers und
des Ringfingers

Entsprechung in der Fünf-Aspekte-
Lehre: Feuer

Symbolik: Dieses Trigramm symbolisiert das Herz, den Blutkreislauf und
das Sehvermögen

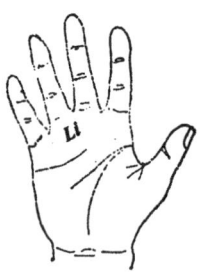

Ort des li auf der Hand

Bedeutung: Wenn diese Stelle sich wölbt und eine frische Farbe hat
und wenn keine vereinzelten Linien sichtbar sind, ist das Herz gesund
und das Sehvermögen gut. Sind die Linien verstreut und dunkel, ist
das Herz eher schwach.

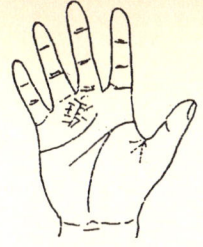

Wenn diese Stelle eingesunken ist und blaue Adern an der Oberfläche erkennbar sind, ist meist das Herz schwach oder das Herzfeuer nimmt überhand.

Verstreute Linien auf dem li

4. KUN, DAS EMPFÄNGLICHE
Ort: unterhalb des kleinen Fingers

Entsprechung in der Fünf-Aspekte-Lehre: Erde

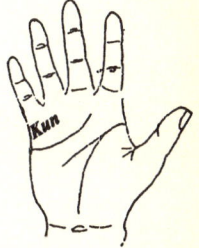

Ort des kun auf der Hand

Symbolik: Dieses Trigramm symbolisiert die Unterleibsorgane, vor allem Milz und Magen

Bedeutung: Wenn diese Stelle sich wölbt und eine frische Farbe hat, sind Magen, Darm, Harntrakt und Fortpflanzungsorgane gesund. Verstreute Linien und eine dunkle, rauhe Haut sind Zeichen für Störungen des Dünndarms, des Dickdarms und des Harntrakts.

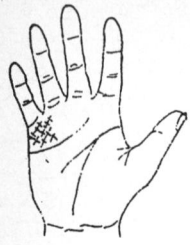

Wenn die Stelle eingesunken ist und blaue Adern und Knochen sichtbar sind und wenn die Haut trocken ist, sind die Fortpflanzungsorgane geschwächt. Frauen mit diesem Zeichen sind oft unfruchtbar, weil ihre Gebärmutter kalt ist (das ist in der TCM eine der Ursachen für Unfruchtbarkeit).

*Vereinzelte Linien auf dem **kun***

5. DUI, DAS FRÖHLICHE, SEE, SUMPF

Ort: unterhalb des kleinen Fingers zwischen der Himmels- und der Menschenlinie, in der Nähe der Handkante, unter dem *kun*

Entsprechung in der Fünf-Aspekte-Lehre: Metall

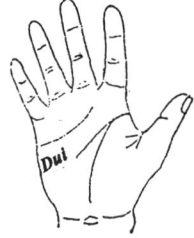

*Ort des **dui** auf der Hand*

Symbolik: Dieses Trigramm symbolisiert die Lungen und den Dickdarm

Bedeutung: Wenn diese Stelle sich wölbt und eine frische Farbe hat, so ist das ein Indiz für Gesundheit. Sind die Linien verstreut und die Haut rauh und dunkel, so sind die Atemorgane geschwächt.

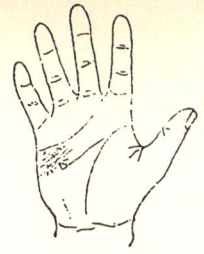

Wenn die Stelle eingesunken ist,
blaue Adern und Knochen sichtbar
sind und die Haut blaß und trocken
ist, so liegt eine Infektion der Atemwege oder ein Lungenemphysem vor.

*Verstreute Linien auf dem **dui***

6. QIAN, DAS SCHÖPFERISCHE
Ort: unterhalb des *dui*, oberhalb der
Handgelenkslinien

**Entsprechung in der Fünf-Aspekte-
Lehre:** Metall

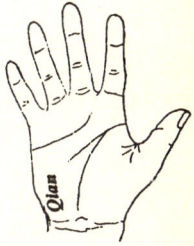

*Ort des **qian** auf der Hand*

Symbolik: Dieses Trigramm symbolisiert den seelischen Zustand und
die Lungen

Bedeutung: Wenn diese Stelle sich wölbt und eine frische Farbe hat, so
ist dies ein Zeichen für Gesundheit. Wenn vereinzelte Linien vorhanden sind und die Haut rauh und dunkel ist, läßt dies auf übersteigerte
Emotionalität und Nervenschwäche schließen.

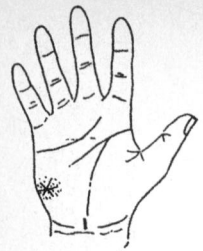

Ist die Stelle eingesunken und sind auf einer trockenen, blassen Haut blaue Adern und Knochen sichtbar, so haben schwache Atemorgane die Gesundheit geschädigt.

Vereinzelte Linien auf dem qian

7. KAN, DAS UNERGRÜNDLICHE
Ort: unterhalb der Handmitte

Entsprechung in der Fünf-Aspekte-Lehre: Wasser

Symbolik: Dieses Trigramm wird mit den Nieren, dem Harntrakt und den Fortpflanzungsorganen assoziiert

Ort des kan auf der Hand

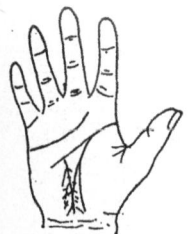

Bedeutung: Wenn diese Stelle sich wölbt und die Haut weich und glatt ist, sind der Harntrakt und die Fortpflanzungsorgane gesund. Verstreute Linien und eine rauhe, dunkle Haut sind ein Hinweis auf schlechte Ernährung in der Kindheit sowie auf eine schwache Konstitution und Mangel an ursprünglichem *Qi*, der im Erwachsenenalter eine Neigung zu leichter Ermüdbarkeit hervorruft.

Vereinzelte Linien auf dem kan

Blaue Adern und eingesunkenes, sehr dünnes Fleisch sprechen für einen schwachen Harntrakt und schwache Fortpflanzungsorgane.

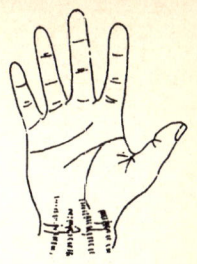

Blaue Adern auf dem kan

Wenn die Linien am Handgelenk verstreut und unvollständig sind, so liegt meist Nierenschwäche vor, manchmal auch eine Neigung zu Unfruchtbarkeit.

8. GEN, STILLHALTEN, BERG
Ort: untere Hälfte des Daumenballens

Entsprechung in der Fünf-Aspekte-Lehre: Erde

Symbolik: Dieses Trigramm symbolisiert die Milz und den Magen

Ort des gen auf der Hand

197

Bedeutung: Wenn diese Stelle sich wölbt und die Haut weich und glatt ist, arbeiten Magen und Milz gut. Der Körper ist robust, weil die Milz das *Qi* des vergangenen Himmels erzeugt und das Blut umwandelt. Wenn vereinzelte Linien sichtbar sind und die Haut rauh ist und eine ovale, dunkle Stelle aufweist, so arbeiten Magen und Milz nicht normal.

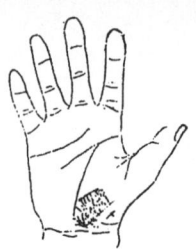

*Vereinzelte Linien oder eine ovale, dunkle Stelle auf dem **gen***

Ein ausgeprägter dunkler Fleck deutet auf eine Magenkrankheit hin. Wenn die Adern deutlich zu sehen sind und die Stelle eingefallen und dünn ist, arbeitet der Magen unzureichend. Kaum sichtbare Adern haben keine Bedeutung.

Die Mitte der Handfläche heißt *ming tang* („Heller Saal") und wird mit der Zahl neun assoziiert.

9. MING TANG, HELLER SAAL
Ort: Mitte der Handfläche

Entsprechung in der Fünf-Aspekte-Lehre: Feuer

Symbolik: Diese Stelle symbolisiert das Herz und die Blutgefäße sowie die geistige Gesundheit

*Ort des **ming tang** auf der Hand*

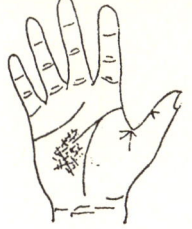

Bedeutung: Diese Stelle sollte ein wenig eingesunken sein. Wenn sie so tief ist, daß das Fleisch sich an den Rändern wölbt, und wenn die Linien sehr klar sind, so ist dies ein Zeichen für Gesundheit und ein fröhliches Gemüt. Vereinzelte Linien deuten darauf hin, daß die sieben Gefühle gestört sind. Außerdem ist mit Schlaflosigkeit und Schwäche zu rechnen.

Vereinzelte Linien oder eine dunkle Stelle auf dem **ming tang**

Ein dunkelgrüner Fleck auf dem *ming tang* warnt vor einer Krankheit. Vom *ming tang* geht das Herzfeuer aus. Wenn sich die Handmitte heiß und feucht anfühlt, so steigt das Feuer auf. Das geschieht meist bei Störungen des sympathischen Nervensystems oder chronischen, auszehrenden Krankheiten.

Wenn das *ming tang* sehr kalt und die Hand trocken und blaß ist, so ist das Herzfeuer zu schwach, oder es fehlt der Milz und den Nieren an *Yang.* Die Folge sind ein schwacher Kreislauf oder Störungen des Verdauungssystems und der endokrinen Drüsen.

REGISTER

Chinesische Heilkunde

Dr. Michael Grandjean • Dr. Klaus Birker
Das Handbuch der Chinesischen Heilkunde
Eine Einführung in die ganzheitliche Chinesische Medizin / Grundlagen, Diagnosen und Wege der Behandlung
224 Seiten, kart., DM 29,80 / SFR 27,50 / ÖS 218,–
ISBN 3-928554-19-0

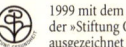 1999 mit dem Zertifikat der »Stiftung Gesundheit« ausgezeichnet

Dr. med. Leon Hammer
Psychologie & Chinesische Medizin
Zukunftsweisende Erkenntnisse über das energetische Zusammenspiel von Emotionen und Körperfunktionen
512 Seiten, kart., DM 68,– / SFR 62,– / ÖS 496,–
ISBN 3-928554-40-9

Lam Kam Chuen
Chi Kung – Weg der Heilung
Wie Sie Ihre Gesundheit und Heilkräfte stärken
160 Seiten, kart., über 300 Farbillustrationen, DM 36,– / SFR 33,– / ÖS 263,–
ISBN 3-928554-37-9

Bob Flaws
Chinesische Heilkunde für Kinder
Wie sich Kinderkrankheiten heilen und vermeiden lassen / Ein praktischer Ratgeber für Eltern
224 Seiten, kart., mit Illustrationen, DM 29,80 / SFR 27,50 / ÖS 218,–
SBN 3-928554-25-5

Karola Schneider
Kraftsuppen nach der Chinesischen Heilkunde
Wohltuende und stärkende Fünf-Elemente-Suppen für die westliche Küche
152 Seiten, kart., mit vielen farb. Abb., DM 36,– / SFR 33,– / ÖS 263,–
ISBN 3-928554-35-2

Foen Tjoeng Lie • Prof. Yi Zhao
Vegetarische Diät-Therapie nach der Chinesischen Medizin
Mit ausgewählten Nahrungsmitteln Krankheiten vorbeugen und heilen
104 Seiten, kart., DM 26,80 / SFR 25,– / ÖS 196,–
ISBN 3-928554-36-0

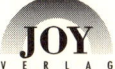

JOY VERLAG